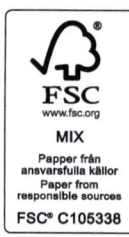

Förlag: BoD – Books on Demand, Stockholm, Sverige
Tryck: BoD – Books on Demand, Norderstedt,
Tyskland ISBN: 978-91-7851-261-4

Jag är ingen expertvetare eller psykolog.
Jag är ingen vetenskapsman eller andlig ledare.
Jag är allt annat än perfekt och full av brister. Jag har även
en massa styrkor, precis som alla andra.
Jag har dock valt att göra det bästa av mina situationer,
oavsett vilka de är.

Det här är mina egna reflektioner och värderingar.
En del av texten har en vetenskaplig grund,
men jag skriver utifrån mina egna lärdomar och
erfarenheter. Jag faller ibland dit på en del av dessa saker,
men det viktiga är inte att bli perfekt.
Det är att hantera och lära sig av ens misstag.

Jag hoppas att den här boken kan ge lite inspiration
och få dig att hitta en starkare klarsynthet i dig själv;
att bejaka det positiva och det negativa i en balans.

Eller så kanske du bara ville ha något att fylla ut bokhyllan
med, alternativt rätta till det där sneda bordet.
Du gör som du vill. Jag är inte din pappa.

Ha det fint och var snäll mot varandra.

/ Nakadai

ETT STORT TACK TILL...

Janne Heffler
som lät mig vara med och forma hans bok och milstolpe i livet. Du är en inspiration och en glimrande person! Tusen tack för att jag har fått uppleva din resa.

Sara Eklund
för feedback och bollplank. Din åsikt betyder mycket och jag värdesätter och uppskattar skiten ur den input du har gett mig!

Alexandra Englund
för att ha gett mig fler livsläxor än någon annan. Jag har fått lära mig otroligt mycket om mig själv och har kunnat finslipa mina kunskaper, både teoretiskt och praktiskt.

Magnus Hellbom
som är min kära bror från en annan mor. Du är en av de få varma och trygga punkter jag har i mitt liv och din feedback på livet har varit ovärderlig. Du är lika störd som målmedveten och jag älskar dig för det.

Kentaro Miura
för vad hans serie har kommit att betyda för mig. Utan den skulle jag nog ligga tvångsinlagd på psyk eller i jorden vid det här laget. Föredrar det här så mycket mer.

HANTERA DIN SKIT

Vad ni har att vänta er:

Förord 3

Min syn på människan: Flockbeteendet 8
Vad spel har lärt mig 16

Sluta anta saker 25
Låt inte känslorna styra dig 31
Äg dina brister och misstag 39
Den falska positiviteten 44
Att göra ingenting är att göra någonting 50
Ordets makt 56
Konsekvens och reflektion 68
Den sällsynta egenskapen vid namn Empati 76

Slutord 82

Mina främsta inspirationer 85

Förord

Jag växte upp i en liten bruksort. Som så många andra stereotypa, små samhällen brände hälften hemma, alla kände alla, moralen var tvivelaktig och jantelagen hade alla i ett hjärntvättat grepp. Stack du ut fick du minsann höra det!

Under mellanstadiet var jag mobbad och jag började då vända mig mer och mer inåt. Funderingarna blev mer komplicerade och sträckte sig förbi "vilken Transformers vill jag ha i julklapp?" till "Tänk om vi egentligen inte finns och det här bara är en dröm?".

Mobbningen hade dock sina fördelar. Jag lärde mig att hantera jobbiga, nästintill panikartade situationer. Mitt behov av kvalitet över kvantitet slog säkert rot då. Jag är varken asocial eller känslomässigt förstoppad, men min påtvingade mentala prövning har garanterat hjälpt mig bli den jag är idag, vilket jag är otroligt tacksam för.

Tankarna fortsatte och utvecklades med åldern. I högstadiet började jag ty mig till Marilyn Manson och lite mörkare, mer komplexa tankebanor. Detta förmodligen för att min isolerade, inre värld aldrig fick utlopp. Ingen att prata med. Det kulminerade så småningom i en fullfjädrad depression, med tillhörande suicidtankar. Det var en svår tid. Jag ville inte leva, men jag ville inte dö heller. Jag ville bara bort från mig själv, men att avsluta mitt eget liv klarade jag inte av. Jag gjorde som så många andra självdestruktiva och deprimerade människor – jag fokuserade mitt välmående på andra och ägnade mig åt ett självskadebeteende istället. Om jag kunde hjälpa, stötta och finnas där för andra mådde jag bra. Men att ta hand om mig själv var omöjligt. Jag lärde mig istället att le på ett trovärdigt sätt. När ingen såg åkte rakbladen fram och jag bestraffade mig själv istället. Efter ett tag blev det så naturligt för mig att jag skar mig utan att dölja det. Jag började skära mig själv i 16-årsåldern och lyckades sluta med det några år senare.

Runt millennieskiftet firade vi jul i vår sommarstuga. Jag har aldrig gillat julen, inte för att jag måste sätta mig på tvären, men för att den har känts menlös och utan betydelse för mig. Det var för många människor närvarande och jag måste bete dig på ett särskilt sätt. Jag ville vara ifred. Ägna mig åt mina tankar. Jag gjorde det bästa av situationen och satte mig och tecknade istället. Jag gjorde ett porträtt på en person som betydde väldigt mycket för mig under den perioden. Sedan kom det.

Jag såg ett universum framför mig. Stjärnor, nebulosor, planeter – ett vidsträckt, oändligt landskap av energi, ljus och kosmiska kretslopp. Jag kunde inte se mina händer, mina ben – jag var ett medvetande som bara svävade runt där. Sedan kändes något.
Det var inte en text du kan se eller en röst du kan höra. Jag *kände* en närvaro som kommunicerade med mig på ett sätt

jag inte kan hitta ord för. Jag fick veta att allt är precis som det ska vara, att det följer ett allomfattande kretslopp, där vi små varelser har vår plats i helheten också. Jag fick veta att det jag känner är bara konstruktioner av mina egna intryck och min egen syn på världen. Mår jag dåligt är det för att jag låter mig själv må dåligt. Är jag arg är det för att jag låter mig själv bli arg. Jag fick veta att vi var alldeles för upptagna med att definiera våra personer med våra kroppar, vad vi väljer att bejaka kulturellt och hur vi förlitar oss på ytliga, flyktiga uttryck; hur vi tar oss själva på alldeles för stort allvar, vilket skapar en destruktivitet och ett mentalt fängelse vi inte ens vill ha.

Några sekunder senare var jag tillbaka. Vad som hade känts som en lycksalig evighet hade passerat på några sekunder. Det var under de sekunderna jag blev något nytt.
Mina sinnen vaknade. Det som tidigare hade varit bakom frostat glas var nu glasklart framför mig – i skarpa, vackra färger. Ljud var inte längre begränsat av stora hörselkåpor, men klingade perfekt mot trumhinnorna, där minsta detalj kunde uppfattas. Detsamma gällde även mina känslor. Min glädje, sorg, ilska, förtjusning, oro – ALLT blev förstärkt och förtydligat. Detta ledde till massiva lyckorus när jag var lite uppåt, men total undergång när jag var lite nere.

Jag förstod varför det här hände och jag visste vad jag behövde göra. Om känslorna löper amok är det mitt jobb att lära mig hantera dem. Under denna period började jag ifrågasätta allt med mig själv. För första gången kunde jag kritisera mig själv på ett konstruktivt sätt. Minsta känsla analyserades, varje ord jag sade tänktes igenom. Med åren har jag lyckats tygla dem och kan nu hantera dem så mycket bättre. När jag annars hade blivit rosenrasande blir jag idag bara frustrerad. Är jag ledsen blir jag mest reserverad och väldigt analytisk och självreflekterande. Även glädje är begränsat i sina uttryck.

Det här ska dock inte missförstås för någon form av självvald likgiltighet – det är långt ifrån det! Jag upplever intensiva känslor lite titt som tätt, men jag väljer att hantera dem på ett sätt som inte låter dem löpa amok, som får mig att tappa kontrollen känslomässigt.

Tänk dig att din livssituation är en vinterväg och din mentala hälsa är bilen du sitter i. Dina känslor är kontrollen på bilen och din hantering av känslorna är föraren. Om känslorna tar över sitter du där oförberedd med sommardäck och dånar på i 80 km/t på en landsväg i januari. Du kommer högst troligen få sladd och paniken sätter in. Du drar ratten hejvilt till höger och vänster och försöker kontrollera situationen, men det slutar med ett blödande bilvrak, halvvägs in i ett träd eller betongfundament. I värsta fall påverkar du någon annan på din väg och drar dem med dig.

Om du istället har lite framförhållning och är ödmjuk inför din förmåga, samt respekt för vägen du har framför dig, går det mycket bättre. Du må vara en strålande förare, men vintervägar med sommardäck är ingen bra idé. Så du sätter på vinterdäcken och kör långsammare. Du är mer uppmärksam på hur din bil drar och drar inte lika hetsigt i ratten; känslorna hanteras. Om vägen drar dig åt något håll svänger du försiktigt för att behålla kontrollen. Du märker hur mycket lättare det är att hantera körandet om du inte leker slalom med fel däck på. På så sätt kommer du framåt, med bilen i behåll. Och viktigast av allt, dig själv.

Idag är väldigt mycket känslomässigt styrt och jag har många gånger uppfattats som just likgiltig, eller känslokall. Detta för att jag inte visar upp känslor på samma sätt som det förväntas av många. Jag har dock släppt lite på mina restriktioner och är nog mer "mänsklig" idag. Men jag kommer alltid köra med vinterdäck på livets vinterväg.

Den här boken är en sammanfattning av vad jag har kommit fram till under de senaste 20 åren.

Min syn på människan:
Flockbeteendet

I samband med mitt uppvaknande för 20 år sedan har min syn på människan förändrats och justerats. Vad människor säger, deras kroppsspråk och intentioner har fått helt nya betydelser för mig och jag analyserar dem på ett helt annat sätt. Som tonåring tyckte jag att alla var dumma i huvudet och ingen förstod mig. Då var jag var lika unik som en tysk soldat på 40-talet. Med tiden har jag kunnat dekryptera och avkoda mina tankar och identifiera det som är orimligt och egocentriskt. Vad jag har kommit fram till är att "dum i huvudet" är ett lite starkt uttryck, men det finns mycket dumhet där ute. Det är t.o.m. en underhållningsform idag. De bejakar ett destruktivt, egocentriskt beteende och många gånger är det på andras bekostnad.

Idag är det inte människor jag föraktar, det är särskilda beteenden. Det spelar ingen roll vem du är eller var du kommer ifrån - om du kliver på andra för att framstå som bättre själv besitter du ett beteende som förtjänar förakt. Det spelar ingen roll vem du är – om du kan visa respekt, vara ödmjuk inför dig själv och andra besitter du beteenden som jag ser upp till. Men precis som i formuleringen "vapen dödar inte människor, människor dödar människor" ser jag beteenden på samma sätt. De kan användas på väldigt destruktiva (och självdestruktiva!) sätt, men det är vi själva

8

som väljer att göra det. "Jaha, men då är det ju personen du inte gillar iallafall!" Ja, det stämmer i viss mån. Det krävs en person för att projicera ett beteende. Alla människor har kapacitet att vara fantastiska, fina och kärleksfulla. Samtidigt har alla människor potential att vara psykotiska, känslokalla monster också. Det är ju vi själva som väljer vilka vi vill vara. Vi väljer själva hur vi vill må. Jag säger inte att det bara är att sluta göra det – vore det så lätt skulle ingen må dåligt idag. Efter att ha gått igenom en tung depression och nästintill total likgiltighet är jag väl medveten om hur handikappande destruktiva känslor kan vara. Men det är fortfarande något vi kan påverka.

När jag var i min personliga avgrund lärde jag mig att även om evigheten känns nattsvart är det fortfarande jag som bestämmer vad som kommer hända, sekund för sekund. Ibland var det lätt, ibland var det riktigt svårt. Men det var alltid jag som bestämde vad jag skulle göra. När jag hade bestämt mig för att avsluta min existens i denna värld kände jag ändå det där tvivlet i bakhuvudet. Inte ett tvivel av rädsla, men någon form av förnuft. Detta var efter mitt uppvaknande och jag hade då oturen att hamna på ett väldigt mörkt ställe. Tack vare uppvaknandet så fanns det där tvivlet där. Även om livet var outhärdligt, en mental tortyr, så var det något som sa till mig att självmord är fel lösning på problemet. Att ta mitt liv var det mest lockande och attraktiva jag kunde föreställa mig – det var ljuset i tunneln och ängeln som leende sträckte ut en hand. Men det var fel. Jag visste dock inte om jag skulle klara av det med egen viljestyrka, så jag ringde en vän och förklarade i korta ordalag, med tjock, täppt gråtröst vad som gällde.

"Hej. Jag behöver din hjälp. Jag är rädd att jag kommer göra något jag inte kommer kunna ångra imorgon."

Hon plockade upp mig och lät mig sova på hennes soffa. Vore det inte för henne kanske jag hade åkt vidare redan.

Så – beteenden är något vi själva kan styra över, även om det ibland känns hopplöst och omöjligt. Om vi inte börjar från grunden kommer det definitivt kännas omöjligt. Vi är så vana att låta känslor styra våra handlingar, så om vi skulle stanna upp och fundera skulle det säkert kännas väldigt jobbigt att göra rätt istället för vad egot vill göra. Men det kräver självdisciplin och självinsikt. Jag är knappast en expert på endera, men jag strävar konstant efter att bli bättre på både och. Det är när jag ser människor som bejakar mer världsliga beteenden som jag reagerar. Det kostar inget att vara respektfull istället för elak, men ger så otroligt mycket! Många gånger ser och hör jag människor ta alltför mycket personligt och när jag tittar på hur det blivit så känns det lite sorgligt. Vi är så vana vid att människor är lömska skitstövlar, att vi per automatik går in i ett försvarsläge när någon säger något och attackerar tillbaka som djur inträngda i hörn. Jag har en tendens att slå på den radarn emellanåt också, men "spelar med" i många fall, för att se om det är passiv-aggressivitet eller bara jag som inbillar mig. Ett missförstånd leder ofta till ett ytterligare ett och vips så är karusellen ingen vill sitta på igång.

De säger att en dömer andra efter en själv, men jag är beredd att sparka ned det påståendet för en stenig sluttning och skratta åt det hela vägen ned. Jag har testat det och detta med resultat som stärker motsatsen i talesättet. Det betyder såklart inte att jag utgår från att alla är lögnaktiga, manipulativa skitstövlar som inte går att lita på, men tillit är något en förtjänar, inte har rätt till, i min mening.

Efter uppvaknandet blev allting mycket tydligare. Starkare och intensivare. Men med starkare ljus blir det mörkare skuggor. Det är där mitt problem ligger. När människor är småsinta, egoistiska (på andras bekostnad) och beter sig illa, utan egentlig anledning, tycker jag säkerligen att det är värre än vad många andra skulle göra. Inte för att jag är högkänslig, men för att jag har blivit så intensivt medveten om kontrasten mellan de olika saker människor kan göra. Det känns så otroligt sorgligt och patetiskt att många väljer den småsinta, egoistiska vägen då. Jag vet såklart inte om de som rycker på axlarna åt det faktumet känner samma sak som mig och bara är bättre än mig på att hantera det, eller om de är så vana vid att människor är sådana.
En norm de har accepterat.

En norm som ständigt byter skepnad, men med samma premiss, är trender. Jag har otroligt svårt att ta trender på allvar, just för att de representerar en flyktig, ytlig besatthet som inte har något annat argument för sin existens än att många har bestämt sig för att gilla det. Idag har vi memekulturen, med sidor som Reddit, Facebook och Youtube, som väldigt aktiva plattformar när det kommer till att sprida dessa. Precis som trender känns det som att det många gånger sker utan någon som helst tanke-verksamhet och autonomt växer fram ur ingenting.

Det här är otroligt fascinerande för mig. Jag kan uppskatta både trender och memes, men det är själva "genetiken" bakom dessa som intresserar (och förbryllar) mig mest.

Jag minns när folk hetsade över modet under tidigt oo-tal, där de flesta förlöjligade 80-talets mode. Eftersom vi redan hade gått igenom 60-talet och var inne på 70-talet tänkte jag att det skulle vara intressant (men ganska förutsägbart) om 80-talet skulle göra en comeback också. Inte bara för trendskaparna att försöka utmana sig själva, men för att det följer en kronologisk ordning. Mycket riktigt – 80-talet kom och det tog över musiken också. Vad som fascinerar mig är att folk som tidigare förlöjligade 80-talet och dess horribla stil av skrikiga färger, illasittande kläder och galna frisyrer, helt plötsligt försvarade det nu. Det som en gång var skrattretande, fult och beklämmande – rokastligt – var nu vad alla ville ha. Det är såklart upp till var och en vad de vill ha på sig, men att deras åsikter väger så tunt säger en del om trendernas makt och människors självständighet, särskilt när de förnekar att de följer trender.

För att hoppa åt andra hållet hade jag en vän som prompt skulle gå emot trenderna och modet. Vad han inte insåg var att han behövde hålla sig uppdaterad på vad som var populärt för att kunna gå emot det. Han var lika beroende av trenderna som de som ville vara populära. Han valde ett annat mål, men använder samma medel för att ta sig dit. Illusionen av att ha ett val och vara självständig är stark.

Människor får självklart tycka om trender hur mycket de vill, men när du gillar trenderna *bara för att de är trender*, känns det som att de har gett upp sin egen vilja till förmån för ytlig validering och popularitet. Din personlighet förändras med årstiderna och deras respektive trender. Så vad har du då egentligen för personlighet? Vad definierar dig?

Jag har sett samma saker på sociala medier, där memes får ett hundratal olika varianter av sig själva, bara för att den är trendig just då. Det dyker ibland upp varianter som visar på någon form av innovation och lyckas friska upp det ursprungliga skämtet, men många iterationer är bara kopior av kopior – tanklösa reproduktioner för att få sina likes.

Internetkulturen har medfört en besatthet av validering online, där ditt värde mäts i antalet prenumeranter, kommentarer och likes. Det är lika sorgligt som patetiskt och jag tycker uppriktigt synd om de som sitter och stressar över dylika saker om dagarna. Det har redan pratats om hur ungdomar blir deprimerade och tappar självkänsla för att internet inte ger dem vad de behöver i form av likes. Det är ett modernt missbruk som är helt lagligt. Med det sagt har internet öppnat upp för enorma möjligheter och jobb, där många tjänar sin lön på sociala medier. De är såklart inte inräknade i det här då deras prenumeranter och likes inte definierar dem, snarare utgör själva jobbeskrivningen. Jag tycker att denna allmänna uppfattning som är trender, oavsett om det handlar om kläder, memes eller onlineprofiler, är lika fascinerande som skrämmande.

Samma normtänk som sker inför varje trend finns med i mer långsiktiga vågor. Hoppar vi tillbaka lite i tiden var det helt normalt med slaveri och underkuvade kvinnor. Idag vet vi bättre och inser att det var helt åt helvete. Samma sak med Hitler, Stalin och deras respektive fandoms. De sågs som rättfärdiga revolutionärer som goda människor ställde sig bakom. De visste inte bättre. Idag kan vi se varför allt detta var så fruktansvärt, för vi resonerar med mer empati och medmänskligt tänkande. Vissa kanske ser det som en känslomässig retorik, men jag tycker att det är en otroligt stor skillnad på känslomässigt och empatiskt tänk.

Om vi hoppar tillbaka till lilla Sverige så har vi (som så många andra länder) en annan, mer vardaglig norm som styr oss - jantelagen. Tro inte att du är något, tro inte att du är smartare eller vet mer. Tro inte att du duger till något eller att du kan lära oss något. Du har fler styggelser inom denna lag i *En Flykting Korsar Sitt Spår* av Aksel Sandemose, men det är de här i synnerhet som jag tycker att jag märker av mest. Om ni tycker att jantelagen verkar vettig förstår jag ärligt talat inte varför ni sitter med den här boken i handen, då den är allt jantelagen gnisslar tänder åt. Om du tycker att den hör hemma i litteraturen och inte verkligheten är du på rätt spår. Jantelagen är nämligen en fiktiv lag som skrevs för 87 år sedan. Det är väldigt länge sedan, men den är ack så närvarande än idag. Tyvärr.

Där jag växte upp bodde ca 2000 personer. När jag började sminka mig och klä mig i annat än flanellskjorta och dåligt sittande jeans började snacket gå. Det var inte bara bland jämnåriga och ungdomar. När jag hälsade på en klasskompis fick hans mamma sitta och leka heta linjen för att en massa skvallerkärringar ringde i kör och frågade hur hon vågade släppa in mig där. Eftersom jag hade smink och lyssnade på Marilyn Manson skulle jag förmodligen förföra hennes son och pumpa honom full med knark och en massa Satan! Enligt dem trodde jag att jag var något och det gick inte hem hos den anonyma, menlösa massan. Flockbeteendet fick en destruktiv form och krävde snarare att alla höll sig i ledet och inte stack ut; en dekadens som nästan stod stilla i tiden.

Vad jag tror är det bästa för människor är att våga ta ut svängarna, om än så lite. Pausa vardagen och ta en titt på dig själv. Är du vad du vill vara idag? Vad är det du vill göra som ingen vet? Vad har du för drömmar och hur ska du uppfylla dem?

För vissa kanske livet är jobba-äta-skita-dö, men för många är det ofta lite mer än så. Vi kanske inte vågar uttrycka oss för att vi är rädda vad våra nära och kära ska tycka. Vissa är nog rädda att göra andra besvikna, men då vill jag fråga dem: *Varför oroa sig för deras godkännande om de inte låter dig vara den du är?*
Våga vara annorlunda, våga tänka själv.
Var märkvärdig, för du är värd att märkas.
Var inte en kopia av någon annans åsikter.

VAD SPEL HAR LÄRT MIG

Jag fick mitt huvudsakliga intresse när du fortfarande kunde räkna min ålder på en hand. Idag, mer än 30 år senare är passionen för spel större än någonsin. Jag skriver musik med inspiration från spelvärlden, har gjort tavlor i pixlar och pärlplattor av sprites. Jag har skrivit om spel i lite mer än tio år och ser inga planer på att lägga ned det. Jag har lärt mig väldigt mycket från att spela spel och det finns otroligt många livsläxor alla kan ta från dem. Jag tänkte gå igenom några av dem med er här.

Blir saker svårare? Då är du på rätt väg.

När du spelar ett spel får du ofta en introduktion av spelet först. Hur kontrollerna fungerar och hur spelmekaniken ter sig. Kontrollen är du och spelmekaniken världen du befinner dig i; dagis och grundskola, helt enkelt. Med dina nya egenskaper och förmågor måste du få det att fungera i den värld du lever i. I livet möts vi konstant av motstånd och utmaningar. Precis som en spelare kan känna en tillfredsställelse och stolthet över att klara en boss kan du känna samma sak när du har klarat av ett prov, klarat din uppkörning, eller fått ditt drömjobb. Du åstadkommer något stort och all träning du har fått innan har gett resultat.

I större spel som ger mer utrymme för utforskning är det lätt att gå vilse. Precis som i verkliga livet. Som jag nämnde om jantelagen tidigare så motsvarar den i spel hur du springer runt på ett tomt ställe där du redan rensat allt. Det finns inget nytt att hitta, inga nya utmaningar. Jantelag i sitt esse. När du väl kliver utanför bekvämlighetszonen och in i outforskat territorium, med egna åsikter, kommer utmaningarna och alla fiender. Då vet du att du är på rätt väg. Om alla bara håller med dig finns det en risk att du har fastnat i en ekokammare där alla bara tycker samma sak till döddagar. Har du hittat likasinnade vänner är ju det fantastiskt, men personligen tycker jag att en bra vän ska få en att tänka med jämna mellanrum. Våga ifrågasätta. Precis som när du hamnar i ett nytt område i ett spel, där allt är svårare och det plötsligt dyker upp nya fiender, uppdrag och saker att hitta – då har du börjat staka ut din väg i livet. Ingenting sker friktionsfritt och för att bygga karaktär behöver vi motgångar. På tal om motgångar...

Motgångar finns där för att överkommas.

För runt tio år sedan var jag på en fest ute i skogen. Det var lite alkohol inblandat, men huvudkonsumtionen bestod av droger av mer narkotisk karaktär. Det var amfetamin, kokain, MDMA, cannabis, psykedelisk svamp – allt möjligt. Det var underbara människor och vi hade en väldigt fin och kärleksfull upplevelse tillsammans. Vi dansade, pratade och njöt av tillvaron i två dagar innan vi släpade oss hem på söndagen. Problemet för mig var att jag, till skillnad från tidigare, var otroligt oansvarig och korkad. Jag hade knappt ätit på dessa två dagar och tagit en massa amfetamin. På söndagen frågade vår "apotekarie" om jag ville vara med på en s.k. jordbong – du gräver en gång genom jorden, eldar på cannabis från ena hållet och drar in det genom det andra hålet. Smaken blir mycket mildare, men det får starkare effekt. Jag tackade nej, då jag inte ville däcka innan vi åkt hem. Hans briljanta lösning på detta var att han kunde bjuda på en lina eller två innan. Jag tyckte det var en strålande idé och drog i mig två linor som var ungefär sexdubbla den "rekommenderade" dosen av vad som är rimligt för en portion. När jag sedan rökte på fick jag en snedtändning och blev otroligt paranoid. Trots detta höll jag paniken i schack och förklarade lugnt för de andra att det gått snett för mig och att jag befann mig i en skrikande panik på insidan. En av de mer sobra personerna bestämde sig för att ta en promenad med mig och min vän jag åkt dit med. Få igång blodcirkulationen och jobba ut THC:n ur systemet. Paranoian blev intensivare och jag började glömma saker. Mitt minne var reducerat till fem sekunder av förvirring. Innan jag hann greppa situationen var jag tillbaka på ruta ett. Vissa sa att det var kört för mig, att de kanske borde ringa psykosenheten. Vissa sa att jag fått hjärnflimmer. Det som höll mig rotad var mitt lilla "avtal" jag hade med mig själv, intatuerat på halsen: "Om det är mentalt – ge aldrig upp. Det är jag som bestämmer." Detta fick mig att uthärda känslan av att de tagit med mig ut i skogen för att döda mig. När jag väl började lita på dem började oron släppa iallafall (jag "omprogrammerade" mig själv efter att de pratat med mig och jag var ändå medveten om att det var en snedtripp). På vägen hem, fortfarande

18

helt borta, sa min vän (som befann sig i ett liknande tillstånd) "vi får inte mer än vi klarar av". Dessa ord ekade kvar under resten av dagen. Jag var bortkopplad från verkligheten i ca sju timmar till, långt efter att jag kommit hem, men jag tog mig ur det utan vård eller mediciner. Vänner, vars kärlek lugnade mig och min egen orimliga envishet, och min målmedvetenhet löste det. Jag säger inte att det är rätt sätt att göra det på, bara att det är möjligt. Förhoppningsvis är du, till skillnad från mig, inte helt dum i huvudet och svälter dig själv i två dagar medan du snortar i dig knark i orimliga mängder. Lär av mina misstag.

I spelsammanhang är motgångar till för att överkommas. Om du inte klarar av problemet du har framför dig, oavsett om det är ett pussel, en svår boss eller plattformande som ger dig magsår – det är utmaningar som existerar för att du ska klara av dem. Jag tycker inte att vi ska se annorlunda på verkligheten. Det är helt okej att tycka synd om sig själv ett tag, att slicka sina sår och känna sig eländig, men det är bara en tillfällig viloperiod. I slutändan måste vi möta våra demoner och prövningar och överkomma dem. De existerar enbart för att vi ska gå segrande ur striden, trots allt.

Efter mardrömsvändan med drogerna lever jag efter uttrycket min vän sade till mig i bilen på vägen hem: "du får inte mer än du kan hantera". Om jag möter ett motstånd tänker jag att ju mer hopplöst det känns, desto mer underskattar jag mig själv. Det här är något jag ska kunna klara av! Jag vet bara inte hur just då och det kanske tar lite mer tid än bara en eftermiddag. Men det kan klaras av. Om detta kan bevisas vetenskapligt är helt irrelevant. Det handlar om inställningen och att inte ge upp inombords. Om du dock möter något som inte kan lösas finns nästa punkt till för det.

Kan problemet lösas? Lös det.
Kan problemet inte lösas? Acceptera det.

När jag spelade igenom träningsläget i Street Fighter IV får en öva på olika kombos. Det startar alltid bra, men så fort spelet vill att du ska göra avancerade tekniker i kombinationer av fyra eller fler börjar det bli lite för mycket för mig. Jag är då bara en bråkdel genom hela listan av utmaningar. Jag är okej med att jag inte har en chans innan jag ens har börjat. Jag har spelat Destiny och njutit i stora drag när vi äntligen lyckas klara av en raid på sex personer. Sedan ser jag en video hur en person klarar av den själv. Jag är helt okej med att jag inte kommer klara av det. Jag accepterar det. Jag älskar att titta på speedruns och njuta av superskickliga spelare som dansar sig igenom spel som vanligtvis är riktigt utmanande. Jag är helt okej med att bara sitta och titta på det och inte göra det själv.

I våra liv kräver det här en viss balans. Att stånga sig blodig mot en betongvägg hjälper ingen, så det är klart att envisheten kan gå för långt. Är det något vi vill kunna eller något vi vill göra är det bara att lära sig det eller göra det. Om det är omöjligt är det bara att acceptera det.
Är det något vi *kan* göra, men som kräver justeringar och nya strategier, gäller det att hitta rätt lösning. Du kommer

dock gissa fel ett par gånger innan du sagda lösning. När vi möter hinder som tillsynes inte går att ta sig över måste vi ändra vår strategi. Slutmålet ska alltid vara att vara tillfreds med oss själva och kunna gå vidare. Om problemet (utmaningen) inte kan klaras av, då får vi lära oss att gå runt det, acceptera det och höja vår livskvalitet *trots* det – det är vår nya utmaning. För er som varit på anonyma möten, t.ex. AA eller AN, är säkert sinnesrobönen bekant. Det är en av de mest insiktsfulla mantran du kan ta till dig – det är den verbala nyckeln som låser upp alla dina stängda dörrar:

Gud ge mig sinnesro
att acceptera det jag inte kan förändra,
mod att förändra det jag kan
och förstånd att inse skillnaden.

Sinnesrobönen är en kristen bön som teologen Reinhold Niebuhr skrev 1926. Bönen ovanför är en förkortad version av den och används inom tolvstegsprogrammet för missbrukare. Du måste såklart inte vara en missbrukare för att kunna anamma detta. Är du inte troende? Byt ut gud mot ditt eget namn och du har ett mantra du kan ta med dig genom livet.

Vi måste välja våra strider. Bara för att vi vill att någon ska tycka som oss kan vi inte övertala dem till det. Bara för att vi vill ha något betyder inte att vi kan få det. Ibland är vi oense och det behöver vi komma till ro med, oavsett hur korkad eller hemsk den andra människan är i vårt tycke.

21

Att oroa sig förändrar bara en enda sak – vårt mående. Det löser inga problem, det får inte saker att magiskt gå som du vill. Vi måste anstränga oss och när saker känns kaotiska är det bättre att ta några djupa andetag och starta om.

Spelifikation

En av de absolut bästa sakerna vi fått med oss från spel-världen måste ändå vara spelifikation – gamification. Om du inte är bekant med detta uttryck är det ett sätt att motivera sig själv till att göra saker, med hjälp av delmål och belöningar., vare sig det är fysiska eller digitala sådana.

Spelifikation har använts i vissa skolor och på arbets-platser sedan några år tillbaka och det är ett ypperligt sätt att väcka motivation. Tänk dig att du kör det här hemma, med dig själv och din sambo. Skriv upp era namn på en lapp, rita upp hundra rutor vardera. Vid t.ex. ruta tio skriver du ned en belöning (vinnaren får femtio kronor av förloraren), vid ruta femtio en lite finare belöning (en massage?), och vid ruta hundra har du något superbra (bjuden på middag). Säg att du avskyr att diska, men med den här listan kan du få poäng för varje tallrik du diskar upp. Om du har en lockande belöning i topp kommer du vilja diska upp de där hundra tallrikarna illa kvickt! Självklart fungerar detta bättre om någon annan delegerar utmaningen. I skolan används det för läxor och förhör, arbetslivet för produktiviteten. Metoderna är varierande och finns i många olika utformanden. Det finns säkerligen något för alla.

Självklart är inte spelifikation en ultimat lösning på saker och ting. En del debatter kring huruvida det förvandlas till ett ekorrhjul, maskerat som lekfullhet och pedagogik är inte ovanligt, men som alltid handlar det om den mänskliga faktorn – vad väljer vi att göra av det? Jag tycker att det har potentiellt väldigt positiva egenskaper att bidra med och precis som alla mina att-göra-listor tycker jag att det väcker motivation och inspiration på ett bra sätt.

Sluta anta saker

Jag läste en bok för längesedan som har blivit min ledstjärna i livet. Det var en liten pocket som heter "Fyra grundstenar till ett bättre liv" av Don Miguel Ruiz. I boken tar han upp fyra huvudsakliga principer som vi kan använda för att få ett mer balanserat liv. Jag kan bekräfta att det hjälper och jag kommer ta upp delar från dessa grundstenar i denna bok. De fyra grundstenarna är:

Ta ingenting personligt **Gör alltid ditt bästa**
Var sann i ditt tal **Ta ingenting för givet**

Alla grundstenar är fantastiska och jag skulle kunna skriva en egen bok om bara dessa, men jag väljer att fokusera på de mer praktiska erfarenheterna jag har fått av dem. Dessutom har Don Miguel redan skrivit väldigt bra om dem. Den grundsten jag tänker prata om här är att inte ta något för givet. Det är lätt att anta saker och göra den bedömningen av andra, utifrån vår egen kunskap. Lärare och motivationstalare är i regel bra på att inte ta saker för givet i sin retorik. Många gånger kan det kännas som att de dumförklarar en, men då har vi redan struntat i den första grundstenen här ovan. Jag vet inte hur många gånger jag har fått otroligt vaga och dåliga vägbeskrivningar när jag behöver hjälp att hitta någonstans. De som ger beskrivningen antar att jag redan kan stället lika bra som dem och beskriver vägen därefter. Ett tips: om jag visste vägen lika bra som er skulle jag inte fråga er från första början!

Det finns flera tillfällen där jag varit med om helt bisarrt vaga beskrivningar. Ville jag leka skattjakt och Dan Brown-mysterier så ger jag mig ut på en skattjakt eller läser Änglar och Demoner. Jag är såklart inte helt oskyldig till detta heller, men jag tänker på det i allt jag gör. Det resulterar dock i att jag kan bli långrandig. Jag har oftast inga förväntningar på saker eller personer, inte för att jag är "negativ" och "pessimistisk", men för att jag vill se vad det blir av det först. Jag vill inte anta att det blir bra. Vi har alla hört hur försäljare låter och det de har lärt sig att ljuga och låta övertygande. Efter en kort period i branschen vill jag påstå att det ofta är ett själlöst, manipulativt jobb. Du ska sälja saker, inte bli kompis med kunderna. När någon lovar mig något eller förklarar hur något kommer gå tillväga är jag alltid vaksam. Hur vet jag att de kan backa upp vad de säger? Är de kanske bara retoriskt duktiga försäljare?
Jag har alltid en plan B, C och D redo om det inte fungerar med A. Det låter kanske ansträngande, men precis som med allt annat handlar det bara om vanor. Har du aldrig sprungit kommer några kilometer ta kål på dig. För någon som springer regelbundet är en mil inte alls särskilt jobbigt. Precis som deras lungor, muskler och puls blir bättre med träning blir din hjärna bättre ju mer du använder den.

Jag bodde hos en kille som misshandlade mig psykiskt förut. Allt jag gjorde ifrågasattes med ett överlägset leende och till slut vågade jag inte tycka något själv utan att få hans godkännande först. Jag blev hans hjärntvättade protegé som ekade hans åsikter i allt. Med tiden lyckades jag ta mig ur det och lärde mig otroligt mycket av detta. Jag hade fått direkt erfarenhet av hur manipulativa narcissister fungerar. Hur övertygelse kan planteras med rätt ordval och tonläge. Han sade dock en sak som fastnade hos mig. På senare år har uttrycket fått mycket mer sanning och genomslagskraft:

Antagandet är modern till alla misslyckanden.

Att anta saker förutsätter att andra tänker som dig, att verkligheten kommer förhålla sig till ditt önsketänkande. Det fungerar inte så. Bara för att ni har samma favoritfärg och gillar samma TV-serier betyder det inte att ni kan läsa varandras tankar. Detta gör er såklart inte till dåliga människor, men vi måste vara medvetna om att våra tankar och föreställningar bara finns i våra huvuden. Vill vi förmedla dessa tankar till någon annan behöver de få tillräckligt med information för att inget ska försvinna i "översättningen". Jag är ett levande exempel på hur det kan gå för långt, då jag har en tendens att bli långrandig och dra liknelse efter liknelse, allt för att vara så tydlig som möjligt. Hade jag pratat med dig om det här i person skulle jag inte känna mig klar förrän om en fem minuter efter konstant pratande i metaforer, synonymer och förtydliganden.

Trots detta fungerar tydlighet mycket bättre. Alla har vi upplevt missförstånd, men då är det vårt ansvar att förtydliga vad vi vill ha sagt. Ett budskap är bara så effektivt som det tas emot. Det spelar ingen roll om vi menar väl om mottagaren tar illa vid sig eller helt missförstår oss. Hur mycket affekt lägger vi i det vi säger? Pratar vi om något som bör formuleras mer sakligt? Att bygga upp en hypotetisk bild av den vi pratar med kan sätta käppar i hjulet för oss och istället sabotera förståelsen i det vi säger. Vissa vänner kan vi vara lite grövre och vagare med då de har lärt sig vårt sätt att uttrycka oss. Människor som inte känner oss lika bra kommer lätt kunna missförstå det då de filtrerar allt vi säger genom sina perspektiv istället. Då har vi misslyckats med att föra fram vårt meddelande. Det här handlar såklart om retorik och hur vi uttrycker oss bland olika människor, men som jag ser det beror det på att vi antar att andra kommer förstå oss. Om vi knappt känner dem, hur kan vi förvänta oss att de ska känna oss och förstå våra tvetydiga, interna uttryck?

Att inte anta saker betyder inte att en är pessimistisk eller förväntar sig att det värsta kommer hända. Jag skulle snarare säga att när du inte antar saker *förbereder* du dig på det värsta. Du intalar dig inte att det kommer ske, men du ser till att vara beredd om problem skulle uppstå. Du har en plan B, C och D. Det handlar inte om att vara aktsam eller misstänksam, bara att ha framförhållning. Sedan har vi de naiva personerna, de som antar saker på så positiva sätt som möjligt. Människorna som rycker på axlarna med ett leende och säger "det löser sig säkert" när de står inför ett problem. Personer som gärna försöker se det bästa i allt kommer lätt kunna se mer realistiska personer som pessimistiska, precis som domedagsmänniskorna tycker att en är naiv och godtrogen. Allt handlar om perspektiv.

Efter mitt uppvaknande blev detta tydligare, men jag kunde inte sätta ord på det, inte greppa det. Bara känna en närvaro av det. Efter suicidförsöket ett par år efteråt tatuerade jag in ett symboliskt kontrakt; om jag dör av fysiska orsaker accepterar jag det. Det är inget jag kan förändra. Psykiska och mentala motgångar kommer jag dock alltid kämpa emot – när jag dör är det inte på grund av mig själv, men av ålder eller skada. Med den inställningen måste jag sluta anta att saker kommer bli bra på något magiskt sätt. Det är *jag* som måste göra det bättre!

En av de mest respektlösa och slöa saker en person kan säga till en annan är för mig "det ordnar sig". De menar väl och är inte onda människor, men frasen "det ordnar sig" säger absolut ingenting. Hur kommer det ordna sig? Genom att sitta och tycka synd om sig själv? Blir det bättre om jag berättar om det för alla och samlar på mig fler "det ordnar sig"? Nej, vill du att ditt liv ska förändras måste *du* göra förändringen. Anta inte att du kommer börja må bättre, anta inte att pengar helt plötsligt kommer börja rulla in. *Du* måste se till att träffa någon att prata med, *du* måste ta reda på varför du mår dåligt, med eller utan hjälp. Sedan måste *du* ändra ditt liv så att du kan må bättre. Det kan vara genom kost, motion, attityd eller liknande. Sedan, sakta men säkert, kommer saker förändras. Då kommer det börja ordna upp sig. För att *du* har sett till att det gör det. Anta inte att det gör det bara för att tiden går. Vet du vad som händer när tiden går? Saker dör. De förtvinar, ruttnar och upphör att existera. Det enda som sker med tiden är att vi bryts ned och trubbas av. Vi slutar bry oss. Om vi vill se förändring ligger det faktiskt hos oss. Det finns ingen anledning att klaga över att vi inte kan det där instrumentet, inte kan tala spanska eller väger för mycket. Vänta inte på ett nyår för att kasta ur dig ett löfte om det på Facebook. Våga tro att inget sker automatiskt och bespara dig själv den frustration och besvikelse som alltför ofta följer ett överoptimistiskt tänk.

Tanken räknas inte – det är *handlingen* som räknas och vi måste börja hantera vår skit.

LÅT INTE KÄNSLORNA STYRA DIG

Av alla saker i världen vi inte kan kontrollera är känslor en av dem. Jag må låta som en ordklyvare (mer om detta i ett senare kapitel) men jag gör stor skillnad på att *kontrollera* och *hantera*. Den här boken handlar inte om att förtrycka saker och måla upp en trovärdig lögn för sig själv. Att kontrollera dina känslor är samma sak som att förneka vem du är för att försöka leva upp till en önskebild av dig själv. Du kan önska hur mycket du vill – du kommer inte bli det du vill vara utan handling. Den handlar med andra ord om att acceptera och hantera vad vi har att jobba med och ta ansvar för oss själva. En av de absolut största bovarna i det här är känslorna. Jag säger inte att det är dumt att ha känslor – tvärtom! Omge dig av lycka, kärlek, ilska, hat, rädsla och alla andra känslor som finns – men se till att *hantera* dem. Att försöka kontrollera känslor tror jag är den absolut sämsta lösningen. Du förbjuder dig själv att känna dem och låter dem koka upp under ett lock du trycker ned. Istället för att förneka dina känslor, varför inte bekanta dig med dem för att bättre kunna styra undan destruktiva sådana och få mer kontroll över ditt eget liv?

Vi kan ofta läsa om kvinnovåld och hur våldsamma män är. Detta är såklart en generalisering, men det ger en väldigt bra, övergripande bild om ett känslorelaterat problem i

31

samhället – vi kan inte hantera våra känslor. Män har en tendens att vara mer känslomässigt frånvarande än kvinnor överlag och hos dessa personer är inte känsloregistret imponerande med sitt utåtagerade utbud. Du blir ledsen, så du blir arg. Du känner dig sårad, så du blir arg. Du är ängslig, oroad, inte överens med någon – så du blir arg. Ilska är en av de mest lättillgängliga känslorna och när vi upplever frustration eller hjälplöshet blir många av oss arga per automatik. Vi kan inte hantera våra känslor och har aldrig fått lära oss det. Detta är mycket vanligare hos män, vilket vi kan se om och om igen i samhället.

Pojkar får blåa och svarta action-figurer (dockor designade för killar) och när de ramlar får de höra "Äh, det gick ju bra, pappas lilla He-Man!", för pojkar gråter inte. De är tuffa och hårda.

Flickor leker med rosa och röda dockor (actionfigurer designade för tjejer) och om de gör sig illa blir det ett jävla plutteduttande och överdramatiserande – de ska tas om hand och tröstas. Vi behöver en balans av de båda, som vi kan applicera på både pojkar och flickor.

Idag ser det otroligt annorlunda ut från hur det har varit när det kommer till könsrollerna. Pojkar, killar och män tillåts känna saker och får en ärlig chans att hantera sina känslor och lära känna sig själva. Stoltheten och machoidealet har börjat dö ut och människor får vara människor, oavsett vad som sitter mellan benen på dem.

För mig är det ett tydligt exempel på att en person har svårt att hantera sina känslor när de är stolta och ofta blir arga.

Det finns inget utrymme för diskussion eller flexibilitet. Andra människor måste anpassa sig till dem. Tanken på att de måste ge efter och inte alltid ha rätt, eller t.o.m. anpassa sig efter någon annan, är otänkbart (eller åtminstone väldigt obehagligt) för många av dem. Jag kan nästan slå vad om att du kan få de flesta killar arga genom att bevisa att de har fel med en saklig och respektfull diskussion. Detta leder mig osökt in på dagens politiska klimat, alla olika läger och "vi mot dem"-mentaliteten.

En annan sak jag har lärt mig från att spela spel är att det för många är otroligt viktigt att sålla sig till ett visst läger. Vi hade Nintendo och Sega på 90-talet. Under 10-talet, tjugo år senare, var det en himla liv mellan Sony och Microsoft och deras spelarbas. PC-spelare försökte konstant hävda hur de var bäst i alla diskussioner, hur de var vinnarna i det fiktionella krig som fördes mellan Playstationspelare och Xboxspelare. Nintendo satt på sitt hörn och gjorde sitt i lugn och ro. De har de gjort sedan Sega försvann från konsolmarknaden. Nintendo hade fattat poängen sedan länge. "Vad de gör rör oss inte i ryggen. Vi har våra egna visioner och vårt enda bekymmer är hur vi ska göra dem till verklighet." Samtidigt sitter alla kids och skriker om hur deras konsol är bäst, som att någon faktiskt brydde sig. Då och då tittar ett troll in och upprepar schablonen "PC master race" med ett leende, som att någon faktiskt skulle bry sig om det också.

Denna "vi mot dem"-attityd kan vi se i politiken också. Fan ta dig om du gör si, fan ta dig om du gör så. Oavsett vad du väljer så kommer någon kritisera och förlöjliga dig för dina val. Vi har ett extremt infekterat klimat just nu, med så stora politiska kontraster mellan partierna. Människors tålamod har tagit slut och istället för att föra konstruktiva diskussioner blir det istället pajkastning å det grövsta. Jag har försökt diskutera på ett opartiskt sätt med båda sidor (vänster och höger) men hur pedagogisk jag än är slutar det ofta med personliga påhopp och försök till provokationer. De är så otroligt känsliga, med nerverna på utsidan, där minsta ifrågasättande aktiverar ett självförsvar med automateld. Jag ser dem som blöjextremister; de tycker lika starkt och övertygat, men de agerar inte på det. De skriver arga insändare på Facebook istället. De har en integritet lika stark som blött, vitt bröd och gud nåde om någon inte håller med dem! Det finns inte längre något utrymme för ett lättsamt kuddkrig. Det är eldgivning med skarp ammunition som gäller från start för många. Detta är i vissa fall förståeligt, men för den sakens skull inte berättigat. De låter känslorna styra deras argument.

För att kunna interagera med andra människor måste en kunna hantera sina känslor. Vi kan inte ha rätt varje gång, vi måste ibland erkänna att vi har fel och lära av våra misstag. Det kan vara otroligt svårt och det är helt okej. Vi måste dock kunna erkänna att vi inte är perfekta och att vi fortfarande har mycket att lära. Vi kan ta ned det på ett lite vardagligare plan och ta en titt på alla pappor som inte vill fråga om vägen när de är ute och kör, eller struntar i bruksanvisningen när de köpt nya prylar. De kan minsann själva! Att sitta på den typen av stolthet och förnekelse kan jämföras med barn som håller på att utveckla sin självständighet, sin identitet. De kan själva och de vill bevisa för omvärlden att de är självständiga, oavsett hur orimligt det är. Vissa människor är likadana 30-70 år in i livet. De har inga ursäkter för sitt beteende.

Efter uppvaknandet började jag ställa mig själv några frågor varje gång jag kände något lite extra.

Vad har fått mig att känna som jag gör?
Varför får det mig att känna som jag gör?

Att gå till roten med känslan ger så mycket klarhet och ger så många alternativ på lösningar, även om det ibland kan vara lite svårt att hitta dem. Detta gäller alla känslor. Inte bara de negativa. Vad gör dig arg och varför? Vad gör dig glad och varför? Vanligtvis ifrågasätter vi bara vårt mående när vi mår dåligt. Ingen vill ju må dåligt, så vi konfronterar känslan och försöker bli av med den. När vi är glada eller lyckliga tänker vi inte lika mycket på det. Vi är bara glada över att vi är glada.

Om du försöker hitta roten till dina känslor kommer du lättare kunna skapa lyckliga stunder för dig själv, samt undvika det som är jobbigt. Din respons kommer inte bli impulsiv ilska och spontan glädje. Du kommer veta *varför* du känner som du gör och kan därefter göra ditt liv bättre. Du bryter ned ilskan och bejakar glädjen – du omfamnar inspirationen och förmildrar sorgen.

När det kommer till känslor finns det såklart teorier som kan belysa väldigt många olika aspekter. Vi har Carl Gustav Jung, Sigmund Freud och den mer nutida Jordan B Peterson som alla talar om hur vi fungerar på ett psykologiskt plan. Känslor är dock inte statiska. De är ett organiskt väsen, en livsform som byter skepnad, vrider och vänder på sig och det är svårt att kartlägga hur den fungerar. Vi har idag en mängd olika intressanta metoder för att bättre förstå vår konstant föränderliga känslonatur. Genom att förstå den kan vi hantera den, istället för att famla i blindo och desperat försöka kontrollera dem. Det är därför jag är så noga med att skilja på begreppen "kontroll" och "hantering".

Jag ser det som att känslor passerar två olika stationer när de uppkommer. Första anhalt är hjärnan (köket), där vi kokar ihop en känsla av de ingredienser som utgör våra intryck, erfarenheter och minnen (beställningen från bordet). Sedan bär kyparen ut känslorna på fat, samtidigt som de behandlas av våra värderingar (kockens bemötande av kyparen). När känslorna väl tar sig uttryck (serveras till gästen) gör vi det med ord och handling. Om vi lär oss receptet till rätten kommer det bli mycket lättare att servera det med stil. Vi lär oss varför vi blir arga, glada, ledsna genom att intervjua oss själva med en mängd "Varför då?". När vi väl har svaret på dessa frågor kommer vi inte kasta ut bröd över bordet, hälla ut vinet på duken och ösa ned maten i gästens knä. Istället kan vi elegant servera maten och ge en liten beskrivning av rättens innehåll, dillkvist och allt. Vi får ett intryck, vi bearbetar det, vi projicerar det. Frågan är hur vi vill göra det – medvetet eller omedvetet.

En annan farlig tendens som kan ses där känslor får ett ohälsosamt övertag är curling. Det är ett begrepp som beskriver föräldrar som skämmer bort sina barn och lär dem att de förtjänar allt och inte kan göra några fel. Om någon utomstående (kompis, lärare, annans förälder) skulle påstå det kommer de högst troligen bli ordentligt utskällda av curlingföräldern, med både svärord, personliga påhopp och anklagelser. Detta kommer få barn att växa upp i tron att de har rätt till allt här i världen, att de inte behöver göra något för någon annan eller behöver ta hänsyn till andra. Dessa föräldrar kan uppenbarligen inte hantera sin skit, så de för denna oförmåga vidare till sina barn. Nu snackar vi om arvsynd! För mig känns det som att dessa människor skaffar barn bara för att kunna leva ut de drömmar de inte vågade förverkliga själva. De är själviska, desperata och lite väl självcentrerade. Om de fick bestämma skulle barnen vara förlängningar av dem, en liten kopia utan egen personlighet som ska särbehandlas och daltas med. Förr i tiden brukade barnen bli utskällda när de kom hem med dåliga betyg. Idag skäller föräldrarna på lärarna när deras barn inte överensstämmer med deras önskebild av dem. Känslorna tar överhanden och det som är avsett som omsorg och kärlek blir istället en björntjänst som förhindrar barnens karaktärsutveckling. De får inte lära sig om nederlag eller motgång. De tror att livet är en mustig räkmacka de glatt kan glida fram på, men när verkligheten kommer ikapp står de mentalt kvar där de var som femåringar. Det är dock inte barnens fel. Det är deras föräldrar som ska hållas skyldiga.

Att ta ansvar för sina känslor och inse att allt inte kan vara fint och pluttenuttigt hela tiden är en viktig lärdom. Jag har ofta fått höra att jag är pessimistisk när jag pratar om saker. Inte för att jag lägger negativa känslor bakom det jag säger. Det stämmer bara inte överens med deras önskebild. Om den beror på en rädsla för vad som kan hända eller bara är ren naivitet spelar ingen roll. När du bekantar dig med dina känslor kommer du märka att vad som vanligtvis påverkade dig negativt inte längre behöver ha den effekten på dig. Det är *du* som väljer vad du ska känna, även om det är omedvetet. Det kan läras om. Du kan bli medveten om det.

ÄG DINA BRISTER OCH MISSTAG

Känslor är lite speciella. Ju mindre vi känner till grunden till dem, desto mer spretiga och okontrollerade blir de. En sak som jag upplever är vanligt förekommande hos osäkra människor är stolthet. Någon form av desperat rustning för att skydda sig själva från att avslöja att en bara är en vanlig, dödlig människa. Gubbar frågar inte om vägen, även om de åkt vilse och hamnat i en stad med en annan dialekt. Vi vill inte ha fel och vi begår minsann inga misstag! Då beror det på något annat och det är inte vårt fel! Nu pratar jag såklart om den där ihåliga stoltheten vi använder som försvars-mekanism. Inte den stolthet vi känner när vi presterat något eller bara trotsar jantelagen och vågar tycka om oss själva.

Våga ha fel, våga be om hjälp, våga vara svag! Äg dina brister och var ödmjuk inför dig själv och vem du är. Det spelar ingen roll hur gärna du vill vara perfekt – du är fortfarande du. Enkelspåriga personer som inte har förstått vad styrka och mod är brukar säga att det är att inte vara rädd och klara av allt. Mod är att våga möta sina rädslor. Att konfrontera sina brister och erkänna sina misstag. Styrka är att kunna överkomma dem. Sträva efter att bli det du vill vara, men var medveten om att perfektionen alltid kommer finnas utom räckhåll. Du kommer alltid ha brister och ju förr du kan acceptera att du inte vet och kan allt, desto bättre. Att lära känna sig själv innefattar att lära känna sina brister. Vi hittar felen för att *åtgärda* dem, inte för att *bejaka* dem och skylla saker på dem.

När det kommer till att desperat måla upp en perfekt, spännande bild av sig själv är det svårt att inte tänka på sociala medier. Med sociala medier har världen blivit avsevärt mycket mindre och vår förmåga att visa upp oss har blivit okontrollerbart större. Vi har bl.a. Youtube, Facebook och Instagram, för att inte tala om alla datingsidor. Där ser vi ständigt personer som lägger upp videos och bilder på sig själva och ger världen all information om dem. Det här är på både gott och ont såklart, men i samband med onlinekulturen har vi dragit på oss en ny folksjukdom som kan kallas för *likedepression*. Människor har börjat definiera sina liv och sitt värde med de likes och kommentarer de får. Deras värde ligger i antalet besökare, klick, likes och kommentarer. Efter att ha testat ett antal datingsidor har jag upptäckt att det råder en väldigt smittsam jargong där. Alla är roliga tjejer och killar som gillar att hänga med kompisar, träna och resa. Inget fel med varken det ena eller det andra, om det inte vore för att det har blivit en form av standardfras. De vill framstå som så åtråvärda som möjligt, så de vill låta som alla andra och slippa sticka ut från jantelagen. Åsikterna får sina egna trender. "Det är inte personligt, men det är tilltalande!" skulle de förmodligen tänka om de var medvetna om varför de postar det. Deras bilder är de där amatör-modellbilderna de bett deras kompis ta när de var på den där solsemestern, där de försöker måla upp sig själva som just snygga, spännande människor.

Alla är såklart inte så och det är inget fel med att vilja se bra ut, men ett *tvångsmässigt* beteende har uppstått genom sociala medier. Likekulturen har synats i sömmarna och många ser samband mellan ett dåligt självförtroende och likekulturen. Jag slår vad om att du kan kasta in stress där också, då dessa människor måste hålla sig uppdaterade på vad som gillas och sägs varje dag. Deras dagliga fix för att stilla deras digitala missbruk av bekräftelse tar över deras liv och "Instagramperfektionen" har blivit illusionen de desperat strävar efter, som en hägring i öknen.

En av mina idoler och förebilder är Elaine Eksvärd. Hon har skrivit tre böcker och föreläser om modern retorik. Hon är även retorikkommentator i media, samt grundare till Snacka Snyggt retorikbyrå. Hon har koll på det där med språket, med andra ord. Jag har studerat hennes böcker om retorik och härskartekniker och har fått så många svar på mina egna erfarenheter, båda vad gäller mig själv och andra. Jag kan stolt säga att jag har identifierat många brister hos mig själv, tack vare hennes böcker.

När det kommer till just härskartekniker finns det en som är väldigt intressant – den självförvållade härskartekniken.

Att inte kunna äga sina brister och misstag kan ofta komma från dåligt självkänsla, en rädsla för att inte uppfattas som bra nog. Vi lägger värderingar i vad vi säger och förminskar oss själva med den självförvållande härskartekniken. Vi säger inte "jag har en idé", men lägger nedlåtande affekt i det med "jag har en *liten* idé". Vi försvarar oss genom att såga oss själva innan någon annan kan göra det. Vi är rädda för våra brister och svagheter, så vi tabubelägger detta inför andra. Det handlar med andra ord inte alltid om en falsk stolthet, där alla brister förnekas in i det sista. Här frossas det i våra brister istället. Det är vårt främsta, mest trygga verktyg och vi använder det så flitigt att vi får en offerkofta på köpet. Vi frånsäger oss allt eget ansvar och gör oss själva till offer.

Jag har varit där i mina tonår och även om jag aldrig skulle vilja uppleva det igen är jag väldigt glad och tacksam att jag gick igenom det. Idag har jag kunnat analysera bristerna och de misstag jag begått och "uppgraderat" mig själv mentalt. Det som inte dödar dig gör dig absolut inte starkare (ett uttryck av falsk positivitet, se nästa kapitel) men det kan göra dig visare. Om du är uppmärksam på dig själv, det vill säga.

Det svåra med att få av sig en redan iklädd offerkofta är att en måste vända upp och ned på ens livsstil och synsätt. Helt plötsligt måste vi börja ta ansvar för våra känslor och handlingar. Vi kan inte längre skylla på något annat. Diskberget växer inte för att du inte hunnit, men för att *du* inte har tagit hand om det. Du kan inte få det där jobbet för att de aldrig skulle vilja ha dig, men för att *du* inte ens har pratat med dem eller skickat in en ansökan. Vi är vana vid att alla nederlag tas ut i förskott och vi beklagar oss över våra brister. Detta måste sluta. Vi måste ta tillbaka makten över våra liv igen. Men med makt kommer ansvar.

Ett sätt att öka självkänslan och självförtroendet är genom att spelifiera din tillvaro. Kamparter var väldigt effektiva för mig. Jag gjorde framsteg som jag kunde se och jag var väl medveten om dem, även om de var små. Tänk dig att det dåliga självförtroendet/depressionen är hår som går nedanför axlarna. När det blir längre märker du inte det. Den där centimetern är i princip osynlig. Tränar du en kampart eller liknande är det som att raka av sig allt hår. Du kommer se några millimeters skillnad och tycka att det är en stor förändring!

Om det känns som att du kört fast, börja spelifiera ditt liv för att låsa upp det som sitter fast. Känner du dig degig – ta en halvtimmes promenad varje dag, dra igång stegräknaren på telefonen och sträva efter att samla ihop en miljon steg. Börja träna och för dagbok på träningen, med ett mål på X antal kilon i vissa övningar. KBT är baserat på just det här, att ändra livsvanor och mående genom handling och tanke.

Våga äga dina brister och misstag. Den falska stoltheten kommer bara placera dig i limbo, där ingenting kommer hända. När du väl är accepterar dina misstag och brister kommer du äntligen befrias och kommer kunna utvecklas, precis så som du vill.

DEN FALSKA POSITIVITETEN

Jag nämnde tidigare curlande föräldrar och hur de förstör sina barn med sitt daltande. De agerar så baserat på sina okontrollerade känslor och det tar sig uttryck i vad jag kallar *en falsk positivitet*. Personer med en falsk positivitet blundar för felen och sopar problemen under mattan. De vill inte kännas vid kritik, negativitet eller, ibland, verkligheten. Under några samtal om Coronapandemin kallades jag pessimistisk när jag gjorde kvalificerade gissningar kring hur länge vi skulle befinna oss i den här situationen. Jag gissade rätt, då det senare bekräftades av experter, epidemiologer och WHO. Det betyder inte att jag är en smart jävel, det betyder bara att jag visste hur det gått tidigare och gjorde en realistisk gissning utifrån vad som sagts. Jag sade inte vad jag hoppades på eller vad jag önskade mig. För personer med en falsk positivitet kommer det självklart låta negativt, för de har en tendens att blanda ihop vad de hoppas på med vad som faktiskt är.

Susan David är en psykolog och instruktör inom psykologi, samt författare av *Emotional Agility*. Hon säger att positivitet har blivit en ny form av moralisk korrekthet. Att undvika sina känslor är inte hälsosamt och hjälper oss inte om vi förtrycker dem. Vår förmåga att hantera världen vi lever i blir då sämre och vi sätter premissen efter våra önsketankar, inte för vad den egentligen är. Det är associerat med lägre nivåer av motståndskraft, lägre nivåer av välmående och högre nivåer av depression och ångest. Det påverkar även våra relationer och vår förmåga att nå våra mål. Det gör att vi försöker trycka undan känslorna och tvinga fram en falsk positivitet. Det är inte ovanligt att människor börjar definiera sitt mående (och världen runtomkring dem) på ett väldigt svartvitt sätt. Många säger att de är stressade, men det finns många olika sorters stress. Du har utbränningen, besvikelsen eller att känna sig på fel plats i ett förhållande eller jobb. När vi identifierar våra känslor kan vi lära oss förstå källan till dem och lättare sätta mål i livet, samt göra konkreta förändringar.

> *"När du identifierar din känsla,*
> *uppmärksamma den med sympati."*
>
> ~Susan David

"Folk tror ofta att medlidande handlar om att vara svag, lat eller ljuga för sig själv. Egentligen låter medlidande dig skapa en säker plats inom dig själv, där du kan ta fler risker. Du kan utforska världen och du kan vara mer effektiv. Om något skulle gå snett kan du fortfarande tycka om dig själv, vara snäll mot dig själv. Skapa ett avstånd mellan dig och vad du känner genom att agera åskådare och ge namn på alla aspekter av din upplevelse, istället för att bara säga "jag är ledsen". Säg istället något i stil med "Jag märker att jag är ledsen, jag märker att jag känner mig underskattad, jag märker att jag vill gå härifrån." Detta låter dig ta med dig olika delar av dig själv, t.ex. dina värderingar och dina intentioner, och gå därifrån. Genom att göra detta får du

45

makt över dig själv istället för känslorna. Det viktiga är inte huruvida du har negativa tankar eller känslor, men hur pass mycket du vältrar dig i dem. Om vi dyker för djupt i dessa känslor kommer det påverka vårt beteende och humör."

Besattheten av positivitet kan ha en skadlig inverkan på oss. Negativitet hjälper oss att möta diverse situationer i våra liv och är det verktyg vi använder när vi inte antar saker. Positiviteten ligger bakom förväntningen (och med den kommer som sagt ofta besvikelse). Negativitet har med tiden fått en orättvis misstolkning enligt mig. För mig är negativitet bara en annan sida av spektrumet. Lika nödvändigt och bra att ha som positivitet. Som vanligt blir det aldrig bra om vi tappar balansen. Detta händer när du flyr från negativiteten och försöker tvinga in positiviteten som kompensation. Negativitet är förberedelse, fram-förhållning och kritiskt tänkande. Positivitet är för-hoppningar, önskningar och begär. Vi behöver både och, men det är här balansen kommer in i bilden.

Låt säga att du hör talas om en film som hyllas otroligt mycket av en vän. Du tänker att hen har rätt eftersom du gillar denna person. De säger inget särskilt om filmen, annat än att den är "skitbra" och "så grymt snygg". Du ser filmen och du tycker den är jättedålig.
Du *antog* att hen hade rätt eftersom det ändå är din vän. Du applicerar en falsk positivitet, ett bias. Du var inte *kritiskt tänkande* och köpte lovorden din vän sade. Du insåg efteråt att din vän är, till skillnad från dig, ett fan av skådespelarna och gillade filmen av den anledningen – hen beskrev filmen genom ett filter av sina personliga känslor.

Du kände dig *besviken* efteråt eftersom du hade *förväntningar* på att filmen skulle vara bra. Det här kan såklart appliceras lika bra i kapitlet om att inte anta saker.

Vi gör alla de här misstagen dagligen, men ibland är det svårare än vad vi skulle vilja att det var. Vi vill leva lyckliga och framgångsrika liv, så vi målar på med positiviteten för att försöka affirmera fram den där lyckan vi strävar efter. New age-rörelser är experter på den här typen av självbedrägeri. Det är "namaste" hit och "om shanti" dit, med leenden och en inövad harmonisk blick som heliga kor. För de har lärt sig att det är så det ska vara när en är andlig och en bra människa (lite bättre än andra, t.o.m.). Jag var där själv under några år. Även om det inte var i en sekt/sällskap så är subkulturen väldigt påträngande med sina ideal och hur du ska vara som person. Ät fel och du kan få en nedlåtande (i deras ögon vänlig och upplysande) lektion i varför det du valt är dåligt och det de föreslår är bra. Det är en konstant positivitet, där negativ energi är ens värsta fiende. Det är ingen balans, bara ett okontrollerat missbruk av positivitet.

Med tiden insåg jag att den här typen av livsstil inte var något för mig då jag saknade det kritiska tänkandet, verklighetsförankringen och förmågan att hantera både positiva *och* negativa känslor. Många av dem hade även bagage som tydligt illustrerade varför de valt just denna väg. Det kunde vara alkoholism, dåliga förhållanden, depression... Detta är bara baserat på min egna erfarenhet av detta. Samtliga möten jag har haft med människor som bejakat denna västerländska variant av "orientalisk andlighet" har haft ett liknande beteende, med liknande musik, buzzwords och t.o.m. tonläge. Jag säger inte att alla är så, men de jag träffade förnekade negativiteten i deras liv och sökte en upplysning i en falsk positivitet.

En annan sak jag uppmärksammat är hur konflikträdsla kan vara en bidragande faktor till en falsk positivitet. Det är som att de inte vågar känna in helheten då det skulle kunna göra någon obekväm eller i värsta fall såra någon. Istället klamrar de sig fast vid den falska positiviteten för att försöka fylla de psykologiska hålen de inte vågar laga. Det blir någon form av omedveten manipulation av sin omgivning för att bli omtyckt av alla. Precis som konsolkriget, politiska följare och new age-folket är de ute efter en trygghet i en ekokammare, iförda skygglappar. Alla tycker samma sak, så alla klappar varandra på axlarna. Inget ifrågasättande, ingen kritik – bara en grymt glad psykos av fabricerad lycka och fulländelse.

Personligen skulle jag inte lita på en människa som bara pratar positivt om allt. Något som är hundra procent positivt existerar inte och om någon påstår det så antingen ljuger de, eller är desillusionerade. Är de medvetna om det tas det de säger med en nypa salt. Om de är omedvetna om sin falska positivitet kan det behövas en skopa istället. Kanske två. Självklart går det här åt två håll. Den negativa världsbilden är desto vanligare, dock. Det är fortfarande ett emotionellt bias, fast åt andra hållet. Av egen erfarenhet har folk en tendens att ta till extremer i det mesta, däribland positivitet och negativitet. Att hitta ett mellanläge, en balans, är inte lätt, men det är definitivt värt att sträva efter. Precis som i tidigare kapitel så bör vi sträva efter en helhet, inte en favoriserat del av den.

ATT GÖRA INGENTING ÄR ATT GÖRA NÅGONTING

Ni vet när människor blir sjuka och börjar klättra på väggarna när de varit sjukskrivna i fem timmar? Arbetsnarkomaner som lever för att jobba och inte klarar av att bara sitta still i tio minuter utan att börja studsa med vaderna?
Det här kapitlet är till alla plikttrogna arbetsmyror som känner igen sig i de första två meningarna.

Vi har två olika människor. De som lever för att arbeta och de som arbetar för att leva. Jag hör till den sistnämnda gruppen och jag måste ändå tacka min new age-period för detta. Jag har aldrig varit förtjust i att arbeta. Det är ett måste och något du bör göra som vuxen – av ett gäng olika anledningar. När jag är hemma gör jag allt det jag vill göra. Jag skriver, spelar tv-spel, komponerar musik, läser, studerar, pysslar med pärlplattor, et cetera. Det har ingenting med jobb att göra. När det är dags att jobba stänger jag av hobbydelen i huvudet och ställer in mig på arbetet. Det är då nästan det enda som existerar för mig. Jag gör det jag ska göra och jag gör det bra. Men när klockan slår 06:45 och jag lämnar min rapport börjar jag ställa om. När jag kliver ut genom dörren och börjar gå hem har jag redan börjat tänka på vad jag ska hitta på. För mig är fritiden mitt riktiga liv, där arbetspersonen är en "täckmantel" - det är äkta, men inte det primära, inte det som definierar mig som person. När jag blir sjuk eller är ledig försöker jag ta tillvara på det till fullo. Jag fortsätter spela spelet jag vill spela, jag kanske skriver en låt eller sträcktittar/läser en serie. Jag kanske lär mig nya saker, eller bara vilar en stund och lyssnar på en ljudbok. Jag älskar tiden jag får bestämma över själv. Det är där mitt riktiga liv existerar. När jag varit sjukskriven en längre tid har det aldrig varit påfrestande för mig. Tvärtom.

Att bara kunna sitta rakt uppochned, utan att vara produktiv är dock mycket svårare än en kan tro. Min bror från en annan mor är ytterligare en person som har bränt ljuset i båda ändarna. Om han får intresse för något går han in 110% och är en mindre expert inom en vecka. Han kan inte göra saker i ett lagom tempo, utan måste få ut maximalt av allt. Jag beundrar hans nyfikenhet och motivation, men många gånger upplever jag att han går på för hårt, som att han är rädd för att göra...ingenting. Detta är såklart ur mitt perspektiv, då jag föredrar att göra saker i ett lugnare tempo.

Om du börjar läsa om mindfulness, meditation och välbefinnande kommer du onekligen ramla in i det här. Att göra ingenting är otroligt viktigt och något fler människor skulle behöva ägna sig åt. Tyvärr har det ett stigma och om en person tycker om att göra ingenting kan denne ses som lat, oengagerad och omotiverad.

Låt oss prata lite om stress.

När vi blir stressade börjar kroppen producera kortisol, noradrenalin och adrenalin. Dessa ämnen gör att puls och blodtryck höjs och att musklerna och hjärnan får socker (energi) för kamp-flyktreaktionen. Vi blir mer smärttåliga och blodet koagulerar fortare. Detta prioriterar blodflödet till hjärnan och musklerna, på bekostnad av blodcirkulationen för matsmältningen, huden och andra organ som inte behöver prioriteras i en livshotande situation. Stress har alltså en del vettiga funktioner i kroppen. Det är värre om det blir kroniskt.

Kronisk stress leder nämligen till förändringar i hjärnan. Du kan drabbas av kognitiva problem. Personer med utmattningssyndrom får t.ex. en förtunnad hjärnbark. Hjärnbarken sköter kommunikationen mellan nervcellerna; tankebanorna. Pannloben är ett av de drabbade områdena och är viktig för vår koncentrationsförmåga. Med höga stresshalter i kroppen blir vi sämre på att organisera och planera saker, för att inte tala om tankspriddhet. Korttidsminnet blir sämre och du glömmer lättare saker.

För utmattade personer har forskare märkt att amygdala blir förstorad. Amygdala styr hur vi reagerar på omvärlden och dess förändringar och om du stressar riskerar du faktiskt att få en hjärnskada. Hjärnans struktur förändras vid långvarig stress och kan göra att det tar längre tid att återhämta sig efter utmattning. Förbindelser mellan nervcellerna måste återskapas och det tar sin lilla tid. Ibland kan det ta upp till *ett år* innan hjärnan återställt sig. Främsta rekommendationen? Återhämtning och vila.

Jag har märkt att ett bra sätt att hitta ro att inte göra någonting är att meditera. Meditation går inte ut på att tända rökelse och humma "om" i fyrtio minuter. Det räcker att du sätter dig ned och låter hjärnan rensa ut alla tankar. Du kan meditera på bussen, t-banan, tåget. Jag brukade meditera i solariet. En kvart var lagom lång tid för att stänga av en stund.

Om du vill göra en övning istället kan jag rekommendera fyrkantig andning. Jag har deltagit i en del meditativa övningar genom åren och det är den jag gillar bäst. Se till att du sitter bekvämt, under tystnad. Sedan väljer du ett antal sekunder att andas i, låt säga fem. Sedan andas du in i fem sekunder, håller andan i fem sekunder, andas ut i fem sekunder, håller andan i fem sekunder. Sedan börjar du om. Jag försökte öka sekunderna och var uppe i två andetag per minut. Efter några minuter blev det dock påfrestande att andas så, men oj vad lugn jag kände mig efteråt!

Att sova räknas såklart inte som meditation, även om det är väldigt bra också. Sover du kommer hjärnan gå på högvarv och bearbeta alla tankar och all information du samlat in under dagen. De fysiska batterierna laddas, men den mentala utrensningen blir inte lika effektiv. Vila är desto effektivare.

Om du lägger dig ned och slappnar av kan du meditera därifrån också. Jag brukar tänka att jag svävar i rymden och med varje utandning försvinner en kroppsdel. Tills slut är det bara medvetandet kvar. När kroppsdelarna är borta är det dags för tankarna att försvinna också. När jag väl känner mig rensad ligger jag kvar ett tag och låter det vara. Jag varken njuter eller förfäras. Jag är bara helt tom.

Jag har börjat använda den här metoden när jag ska sova, så jag somnar ofta inom två, tre minuter. Självklart har jag mina mer rastlösa nätter också, särskilt då jag är en nattuggla, men att slappna av kroppen i varje utandning är ett ypperligt sätt att hitta total avslappning. Att meditera kräver inga särskilda metoder. Det viktigaste är att rensa ut tankarna ur huvudet och låta sinnet få lite lugn och ro. Hur du gör detta är helt upp till dig.

Men nu har jag pratat om meditation, ett mer "rituellt ingenting", kan vi säga. Att göra ingenting i vardagen kan såklart göras med meditation, men att ägna sig åt något som inte fyller en produktiv funktion är också viktigt. Vissa tittar på film eller serier, en annan läser en bok, någon spelar lite spel. Det viktigaste är ju att inställningen du har är avslappnad och avstressad.

Det kan bli som en meditation i sig, om än mer passiv, då du matas med intryck från respektive medier. Det viktigaste är att kunna känna att en *får* slappna av. Jag är en person som tycker om effektivitet och kan känna av stress ibland då saker tar längre tid än vad jag planerat eller vill. Förr brukade jag bli stressad när jag var ute och gick och mitt sällskap stannade upp när de pratade om något. Jag ville ta mig från punkt A till punkt B, utan en massa distraktioner och det är en form av destruktiv stress, om än så liten.

Jag har lärt mig att slappna av och låta saker ta sin tid. När jag känner att jag börjar bli stressad tar jag en snabb paus på några sekunder och läser av allt som åskådare. Sedan hittar jag lösningar. Jag vill inte stressa på ett destruktivt sätt (den vanligare stressen i vardagen), utan vill snarare skynda långsamt; jag gör saker snabbt, men jag låter inte tempot stiga till tankarna. Självklart blir jag fortfarande stressad ibland, men inte i närheten av lika ofta som förr. Jag märker på en gång när jag stressar på ett destruktivt sätt idag och jag glömmer nästan alltid något då. Jag är inte ett dugg stresstålig, men väldigt bra på att hantera stress. Att stressa och göra saker snabbt kanske är samma sak för vissa, men istället för att stirra mig blind och bli tankspridd över allt, gör jag det till en sorts lek. Stressen blir produktiv och praktisk, inte belastande och nedbrytande. I sinnet förblir jag avslappnad.

En måste inte vara effektiv och produktiv varje sekund av sin vakna tid. Jag är medveten om det och utövar det, men är inte felfri. Det är ingen av oss. Det viktiga är inte att göra saker perfekt, men att inse vad och var misstagen är. Om vi inte kan vara ödmjuka inför oss själva – äga våra brister och misstag – kommer vi inte kunna göra det bättre nästa gång. Vi kommer inte kunna lära oss av dem och vidareutvecklas som individer. De flesta ser misstag som svagheter och något negativt, när det i själva verket är språngbrädan som låter oss nå nya höjder. Det är som ett hopp – du måste sjunka lite för att ta dig högre upp. Vågar du inte böja lite på knäna kommer du bli stående på samma plats.

Så slappna av och låt gräset växa i lugn och ro. Oro är din fiende och den behöver du inte. Så ta det lugnt. Du hinner ändå.

Ordets makt

Nu är vi inne på Elaine Eksvärd och hennes expertområde. Det råkar även vara ett av mina favoritämnen – retorik.

Vad vi säger och hur vi säger det har stor betydelse när vi interagerar med andra. Vi har synonymer och liknelser för att tydligare beskriva vad vi gör. Ni har redan sett ett gäng i den här boken, en del lite mer lekfulla, andra mer seriösa. En av de viktigaste lärdomarna jag fått när det kommer till kommunikation fick jag av en gammal flickvän. Ironiskt nog lyckades vi inte kommunicera särskilt bra alls och det blev ofta frustrerande när vi till slut satt och klöv ord, istället för att gå vidare i diskussionen. Hon sade: "Det spelar ingen roll vad du säger om budskapet uppfattas annorlunda." Detta fastnade hos mig. Det spelar faktiskt ingen roll vad din intention är om den inte framgår för mottagaren. Återigen räknas inte tanken. Det är ännu en gång handlingen (orden) som har betydelse. Vill du göra dig förstådd är det viktigt att uttrycka sig tydligt. Jag har redan tagit upp det här i kapitlet om att anta saker, vilket går hand i hand med retorik, enligt mig. Om du frågar efter något och jag ger en ofullständig beskrivning kan jag inte förvänta mig att du kommer förstå.

Bättre att "dumförklara" och ge mer information än nödvändigt, än vara för vag i det jag säger och lämna utrymme för missförstånd. Vissa gånger kan det bero på att jag använder ord som inte förstås, eller helt enkelt formulerar en god mening på ett sätt som uppfattas som elak. Jag minns när en medlem i en facebookgrupp beklagade sig över att hennes kille hade gjort slut med henne. Kommentarerna fylldes till bredden med ledsna smileys och en uppenbar partisk påbackning, om hur han är dum i huvudet och det är synd om henne. Jag har lite svårt för sådant. Jag vill inte ljuga bara för att vara snäll, då det många gånger blir en form av daltning som snarare skadar än helar. Du kan fortfarande vara stöttande och uppmuntrande utan att ta deras parti och låtsas avsky en person du aldrig träffat, för att de vill att du ska göra det. Det finns såklart olika tillfällen för detta, då brutal ärlighet eller mer justerad sanning passar bäst, men just här kände jag att det blev ett motbjudande daltande och fjäskande i kommentarerna, där alla satt och tyckte synd om alltihop. Jag skrev istället att jag beklagade uppbrottet, men att det gav henne en chans att utvecklas, att ta till sig känslorna och lära sig hantera dem. Att gå starkare ur den jobbiga upplevelsen. Att inte låta den här jobbiga upplevelsen vara förgäves – få ut något positivt av det också!

Hon (som var en väldigt uppmärksamhetskrävande människa i en lite för stor offerkofta) skällde istället ut mig och ville hellre se hjärtan, ledsna smileys och styrkekramar. Detta beteende är allt jag föraktar hos människor. Hon gjorde sig själv till ett offer och förväntade sig att vi skulle tycka synd om henne och lösa hennes problem. Jag känner att jag vill visa människor mer respekt än så, så jag försökte hitta något positivt i det hela, som kunde få henne att må bättre och ta sig ur svackan på ett gladare sätt. Men det ville hon inte ha. Hon ville leka offer och tycka synd om sig själv och kunde bara se medömkan som den enda godkända responsen på hennes smaklöst uppmärksamhetskrävande post, som inte alls hörde hemma i den gruppen. När någon försöker lyfta upp, istället för att vältra sig i hennes elände, såg hon det som en provokation. Vad min intention var spelade ingen roll, då hon bestämt sig för att leka offer stället. Det är hennes resa, dock. Inte min. Så jag behöver inte bry mig särskilt mycket om den.

När vi ändå är inne på människors olika resor – jag brukar kalla livet för en resa, en individuell tripp genom livet, där alla har olika säten, färdsätt och omgivningar. Du kan inte jämföra din resa med någon annan och det är viktigt att tänka på när en pratar med en annan person. Att köra över andras erfarenheter med ens egna tjänar ingenting till. Vad vi säger till andra kommer lämna ett intryck hos dem och det borde vara angeläget för sändaren att budskapet kommer fram i sin ursprungliga form.

Tänk dig att du är en blå figur. Du berättar om dina värderingar, drömmar och rädslor för en röd person och en gul person. Den röda personen hör det genom sitt filter, vilket blir lila (blått och rött). De kommer återge det du sagt som lila. Den gula personen kommer höra det genom sitt filter. Den kommer återberätta det som grönt (blått och gult). När vi pratar med andra människor måste vi tänka på vilka de är. Vilken är vår publik? Är de osäkra? Rädda? Arga? Gamla eller unga? Vad vi säger kommer *alltid* filtreras genom lyssnaren, innan det blir ett budskap dom tar in hos dem. Ju bättre någon känner dig, desto lättare är det att ta bort sitt eget filter.

Elaine Eksvärd pratar om hur du kan uttrycka dig med kroppsspråket i olika situationer, inför olika publiker. Samtalar du med en högstadieklass har du kanske inte kostym på dig. Det kommer bara alienera dig från de som ska lyssna. Sneakers, jeans och en T-shirt med skinnjacka fungerar mycket bättre. Ska du däremot prata om företagsmiljö och marknadsstrategier med en firma är det kanske inte helt rätt kläder. Då är nog kostymen ett bättre val. Precis som det talade språket så har vårt kroppsspråk en stor del i hur vi uppfattas också.

Om vi glider in på en arbetsintervju vi är nästintill överkvalificerade för, i otvättade mysbyxor och en gammal utnött luvtröja kanske vi inte ska förvänta oss att den som intervjuar oss vill se oss som projektchef på det där stora, framstående IT-företaget. Första intrycket är viktigt och på samma sätt är det viktigt vad vi väljer att säga när vi träffar människor. Precis som kläderna är ett eget filter är vad vi säger och *hur* vi säger det ett filter som obönhörligt kommer gå igenom en transformation hos mottagaren. Både verbalt språk och kroppsspråk.

För ett exempel på hur otroligt fel det kan bli med dessa filter kan jag rekommendera valfri politisk post på sociala medier. Ingen vill lyssna, alla väntar på att få prata. Det är social inkompetens på hög nivå och känslorna styr med en järnhand, där aggressiva åsikter väger tyngre än ödmjuk kunskap.

En annan sak som får mig att tappa lite förtroende för personer är just hur de skriver. Jag har redan pratat om att klä sig på ett sätt som väcker rätt känslor hos den som träffar en. När jag ser särskrivningar och felstavningar får jag lite samma känsla. Självklart gäller inte det här personer med dyslexi. Nej, de jag syftar på är alla de som helst enkelt inte har orkat lära sig skriva ordentligt (men definitivt har kunnat göra det!) och ständigt ursäktar sin obildning med "äh, du förstår ju vad jag menar!". Det intryck jag högst troligen har lämnat hos dig nu är att jag är en språklig översittare, en ordfascist och legitimerad drygjävel. Fullt förståeligt, så jag tänkte försöka förklara hur jag tänker kring det här.

När vi läser böcker eller tidningar tänker vi inte på det, men 99% av gångerna läser vi ett regelrätt språk. Om det istället skulle skrivas utan skiljetecken, stora bokstäver, felstavningar och särskrivningar skulle det bli otroligt jobbigt att läsa. Personer som vanligtvis kan läsa alldeles utmärkt kommer förstå hur det kan kännas för dyslektiker, när de måste spänna blicken i orden och läsa om meningar ett par gånger innan de hänger med på vad som faktiskt står. Tänk er att läsa en tidningsartikel med ett sådant språk. Den där huvudvärken skulle förmodligen få er att lägga ned tidningen och försäljningssiffrorna skulle säkerligen sjunka om det vore en standard. Språket i tidningar är inte särskilt invecklat. Det kan det inte vara då det ska kunna nå ut till så många som möjligt. Det finns böcker som använder ett väldigt målande språk och med vackra metaforer ger oss en känslomässig bild av det de beskriver. I en dagstidning ska det vara enkelt och informativt. Det är ett väldigt grundläggande språk som inte är särskilt märkvärdigt. Ibland dyker det såklart upp en del ord och facktermer som kanske inte är så bekanta för alla, men överlag är det ett väldigt lättförståeligt språk i dagens tidningar. Jag försöker inte låta som en översittare eller elitist, men jag tycker inte att vi behöver sjunka under en standard som de flesta som gått i skolan borde ha. Att rätta folk i tid och otid är ju retoriskt självmord, då folk har en tendens att inte äga sina brister och misstag. Istället tar de det personligt och låter känslorna svalla ut. Jag säger inte att det är deras fel att de blir arga, för har du en någorlunda social kompetens förstår du nog att dylika anmärkningar definitivt kan agitera andra. De är inte dåliga människor, men oavsett vad som är rätt och fel så kommer de inte vilja lyssna på dig om du börjar rätta dem. Ibland är det lockande, men vi tjänar inget på det och de kommer inte komma ihåg det. Lärdomen är ignorerad.

Oavsett vad en tycker om det så har ett dåligt språk en tendens att förmedla ett visst intryck. Om du inte blir tagen på allvar efter att ha skrivit ett textblock utan skiljetecken och särskrivningar finns det kanske skäl till det. Det är som att gå in på den där jobbintervjun i ett par skabbiga mysbyxor och en sliten luvtröja. Det är ett intryck du sänder ut och oavsett hur smart och begåvad du är så kommer det bli svårare att ta det du säger på allvar om du skriver dåligt. Det spelar ingen roll vad du säger om budskapet uppfattas annorlunda.

Jag skulle kunna peka ut en viss grupp människor som har en tendens att särskriva något alldeles förträffligt, men jag är inte här för att ta ett parti eller starta okontrollerade bränder. När jag däremot läser olika särskrivna kommentarer från tidigare ovannämnda och onämnda demografi är det inte ovanligt att desperata metoder tas till, bl.a. härskartekniker. Om ni vill fördjupa er mer i härskartekniker kan jag hett rekommendera Elaine Eksvärds bok med samma namn. Det är balsam för den retoriska själen och hjälper dig att avslöja de olika metoder vissa människor kan använda mot dig i vardagen.

I dessa kommentarer är retoriken på en otroligt låg och oduglig nivå. Rokastliga, rent ut sagt. Vi pratar om att gräva ett dike och lägga ribban däri. När argumenten tar slut för vissa tar de istället till personliga angrepp. Av någon anledning har de fått för sig att detta kommer få deras meningsmotståndare att ge efter och köpa allt de säger. Att säga att detta är en absolut skitdålig metod att ta till känns ganska överflödigt. En annan metod de gärna använder är ordvrängeri och försök att avleda från ämnet. Detta med överflödiga analyser av ord och "amen han/hon, då!"-argumentet. Och nej, dessa människor är vanligtvis emot användandet av "hen". Det här är praktexempel på hur känslorna får ta över, där ett kritiskt tänkande är totalt frånvarande till förmån för ett känslomässigt bias. Vad som händer när de motbevisas är att det uppstår en kognitiv dissonans; en känsla av obehag då de inser att de kan ha fel, men det inte stämmer överens med deras övertygelse. När de befinner sig där har de en tendens att ta till personangrepp, ordanalyser och avledningsmanövrar. Det mest eleganta vita flaggen jag har sett är de som säger att de är trötta på diskussionen och försöker göra sorti med sin påhittade stolthet i behåll. När trollen börjar flamsa runt i ingenmansland, bland ordklyvningar och avlednings-manövrar är det största misstaget den förnuftige debattören kan göra att nappa på deras lockbete. När de väl fångat in dig är det nästintill omöjligt att övertyga dem. Som Mark Twain så glimrande uttryckte det: "Argumentera aldrig med en idiot. De kommer dra ned dig till deras nivå och besegra dig med erfarenhet." Det låter kanske opedagogiskt, men det är faktiskt så det är. Om vi låter oss bli meddragna i ordvrängeriet och avledningarna kommer vi inte längre diskutera det som är viktigt, utan istället kackla på i oändlighet om något ingen egentligen bryr sig om. När du väl lämnar diskussionen är du bara frustrerad och irriterad.

Vad gör vi om en femåring envisas med att de vill ha godis innan maten? Vi säger nej, sedan är det slutdiskuterat. Om någon försöker ändra fokus på samtalet, säg "nej, det hör inte hit" och ignorera vidare försök att ändra samtalet.

När jag pratade om att äga våra brister och misstag nämnde jag hur vissa använder en omvänd härskarteknik och istället sågar sig själva. Det är ytterligare en sak som bygger på våra ordval. Vi kan ha en idé, eller så kan vi ha en *liten* idé. Vi svenskar är experter på det. Vi säger sällan det vi vill säga, men lägger gärna till "om det går bra", som att vi måste få tillåtelse från andra för de mest triviala saker. Självklart kan uttrycket appliceras i mer passande former, men vi är ett väldigt ursäktande folk. Vi är artiga, vilket är bra, men vi är lite *för* artiga många gånger. Vi vill vara politiskt korrekta och moraliskt korrekta (den falska positiviteten) för att vara "den större personen". Vad vi glömmer är att respektera oss själva, hålla på vår integritet och stå för vad vi tycker. Vi känner alla någon (eller har varit sådan själv) som vill vara där för alla och försöker se till allas bästa. Vi offrar vår egen tid och energi på att vara en klagomur, bollplank och dörrmatta. Vi tar en massa skit och tänker att vi minsann inte tänker vara så låga och håller snällt tyst. Det är beundransvärt, men hur kommer vi må av det? Att lyssna på en väns problem är snällt och bra, men om de aldrig lyssnar på råden de får när de ber om hjälp, varför ska vi då finnas där för dem? Jag säger inte att det är svart eller vitt, men någonstans måste vi också tänka på oss själva. Blir det för mycket att bara höra gnäll, självömkan och repetitioner är det faktiskt okej att säga "Jag kan inte lyssna på det här längre. Jag känner hur jag inte mår bra av det och du bara tar energi från mig." Det låter kanske elakt, men det är ärligt och förmodligen vad de behöver höra. Be dem prata med en psykolog eller terapeut. De är utbildade för att hantera sånt där. Du har ingen skyldighet att få din energi dränerad bara för att de mår dåligt. De ska inte vara din första prioritet i livet. Det ska *du* vara. Att vara snäll och finnas där för andra är beundransvärt. Att sakta bränna ut sig själv på psykiska vampyrer är dumdristigt och självdestruktivt. Och sorgligt.

Detta kan självklart sticka iväg åt andra hållet och där hittar vi socialt inkompetenta personer som ursäktar sin respektlöshet med att "de säger vad de tycker", som att det vore en magisk fribiljett. Att säga vad en tycker är bra, men vad de helt har missat är att vi måste tänka på *hur* vi säger det också. Ibland känns det som att en pratar med en arg, trött femåring, då de bara häver ur sig precis vad som helst. Eftersom de tycker så är det okej att säga. Eller? Du kan säga väldigt provokativa saker utan att någon lyfter ett ögonbryn om du formulerar det rätt. Du kan även säga väldigt snälla saker, men formulera det så att människor istället blir arga på dig. Orden vi använder har mycket större betydelse än vad många vill tro, men ansvaret att använda dem är lika stort som hos de som tolkar dem. Vi kan inte välja att känna oss kränkta genom att läsa in värsta tänkbara i det som sägs. På samma sätt kan de vi pratar med inte heller spela det kortet. Vi måste helt enkelt ta ansvar för vad vi säger och hör. Men tänk på hur det kan tolkas!

Ärlighet är ofta inte attraktivt, men det bygger en väldigt stark grund. Frågan är vad du är ute efter – vill du bli älskad för något du inte är, eller är du beredd att bli hatad för den du är? Det låter lite extremt – och det är det! – men det sammanfattar fortfarande hur ärlighet fungerar. Som jag ser det kommer du mycket längre med sanningen, då du kommer filtrera ut vissa människor på vägen. Du kommer alltid vara pålitlig i det du säger också. Vet du inte svarar du inte "okej". Då säger du att du inte vet. Det kommer inte handla om vad du säger, utan om hur du är som person. Om någon inte gillar det – bra! Då slipper ni umgås. En måste inte vara vän med alla.

Människor kommer veta att även om du kan vara en skitstövel ibland så är du åtminstone ärlig och därför pålitlig. Ärlighet kan dock vara skrämmande för en konflikträdd person. De vill ofta bara finnas där och vara omtyckt av andra. Till skillnad från manipulatörer låter de sina egna åsikter bändas istället. Allt för att passa in. De må vara fantastiska människor, men de blir tyvärr väldigt opålitliga. Exempel: Jag hade en kompis som var konflikträdd och han kunde inte säga nej till sina systrar. Detta ledde till att han blev otroligt opålitlig och ingenting vi planerade tillsammans blev av. Efter att vi bestämt att vi skulle ses och jag väntat i 40 minuter ringde jag till slut till honom. Det enda han kunde säga var att hans syster frågade om hon kunde komma förbi på en kaffe. Han ringde aldrig och sade till om det. Vi umgås inte längre idag, av förklarliga skäl. Jag säger inte att konflikträdda människor är dåliga och lömska människor, men ju mer mån de är om att vara alla till lags, desto mindre litar jag på dem. Det blir svårt för dem att stå fast vid vad de har sagt och lovat.

Ärlighet kan vara ett krångligt verktyg, särskilt när vi tittar på retoriken bakom. Vi kommer uppröra människor vid flera tillfällen, men är det för att vi provocerar med respektlösa argument, eller för att vi väcker en kognitiv dissonans hos dem? Jag nämnde tidigare tjejen som blev arg när jag försökte peppa henne. Hon valde istället att ta det personligt genom kognitiv dissonans. Jag kunde ha anpassat mitt språk till att stryka henne medhårs, men hon blev istället provocerad, trots att jag inte sa något elakt eller respektlöst. Ibland finns det inga rätt eller fel. Det bara är som det är. Ärlighet är för mig en beundransvärd egenskap och om jag ska lita på någon vill jag höra saker jag inte gillar ibland. Jag är inte ute efter att ha en bunt lärjungar som dyrkar marken jag går på, jag vill ha en ömsesidig respekt och människor som vågar säga vad de tycker till mig.

Säg vad ni menar och mena det ni säger, men när ni gör det, kompensera inte okunskap med åsikter.

KONSEKVENS OCH REFLEKTION

Det här är en svår nöt för många. Att ta ansvar för sitt eget handlande. De som väljer att bära offerkoftor har helt missat poängen med att ta ansvar för sig själva. De vill lägga ansvaret på sin omgivning och målar upp sig själva som offer, personer som inte förtjänar det som händer dem. Självklart kan vi råka ut för saker som vi inte har gjort oss förtjänta av. Jag tror inte jag hade gjort mig förtjänt av en elakartad hjärntumör eller ett försvagat skelett p.g.a. medicinering, men att göra mig själv till ett offer hjälper absolut ingen.

Under Coronapandemin kunde vi se många offerkoftor komma till ytan. Jag förstår att det är otroligt obehagligt för många, att de drabbas av panik och inte vet hur de ska bete sig då de aldrig varit med om något liknande förr, men någonstans måste de ända ta tag i sig själva. Alla är såklart inte offerkoftor, jag känner personer som fick stenhård panik över pandemin, men höll sig samlade och fokuserade i bästa mån, vilket de har all respekt för. De är praktexempel på hur panik ska hanteras; djupa andetag och fokus. Det är vi själva som måste ta ansvar för vad vi gör och vad vi känner. Ingen annan kommer göra det åt oss. Vi kan få hjälp och vägledning, men i slutändan är det vi som måste hantera vår skit.

Jag hade en bekant som delade mina intressen och åsikter. Vi var båda intresserade i hur vi beter oss och hur vi väljer att agera på olika känslor. Det var den främsta länken mellan oss. Han umgicks med en tjej, och som så många andra killar gjorde han det för att han var intresserad av henne. Hon hade dock uttryckt väldigt tydligt att hon inte ville ha ett förhållande just då. Att vara KK räckte för henne. Han "accepterade" detta och de fortsatte umgås. Efter ett tag ville han inleda ett förhållande med henne. Då hon (återigen) sa "nej, det kommer inte hända" blev han sårad och, som så många andra killar, blev arg istället. Han beklagade sig över detta under en fika och påstod att hon skickat blandade signaler och var en lögnare. Jag beklagade hans situation, men han hade lyckats göra så många uppenbara fel att sympatin nästan låg på gränsen till en axelryckning. Jag suckade trött i huvudet, men försökte ändå ge honom råd och tips, trots att han visade upp så tydliga tecken på sådant vi pratat om tidigare.

"Jag hoppas du tar dig ur det här som en visare person, för om du upprepar det här med henne vänder jag på klacken när du börjar prata."

"Det är lugnt" svarade han.

Han förstod mig och tackade för tipsen. Han verkade börja återhämta sig. Ett par veckor senare, under en annan fika, sade han att han ville berätta en sak. Han log sådär som femåringar gör när de har gjort något busigt. Glada över vad de har gjort, men nervösa för att avslöja sig. Jag fattade på en gång att han börjat "dejta" henne igen.

"Jag har börjat dejta henne igen."

"No shit. Dejtar ni på riktigt eller är ni KK som sist?"

"Vi är väl KK, men det är typ dejting."

"Ja, du vet vad jag sa sist. Blir du bränd ligger det på dig."

Inte helt oväntat lyckades han förstöra det också. För han lärde sig aldrig. Efter att hon avbrutit det en andra gång, av samma skäl, sågs de inte något mer. När vi sågs på en fika och han skulle uppdatera oss om det, kom han inte så långt. Han laddade upp med samma klagan och självömkan som sist, men innan han hann börja klaga hade jag redan rest mig och gått. Falsk positivitet i form av önsketänkande. Han antog att det skulle bli som han ville. Han lyssnade inte på henne, utan repeterade bara sin egen begäran i huvudet. Han lärde sig inget av det första uppbrottet och inte någonstans tog han ansvar för vad som hänt. Noll uppmärksamhet på varför det gick som det gick och noll uppmärksamhet på sig själv. Nu måste det såklart inte vara någons fel, men i det här fallet hade han bara sig själv att skylla. Det är lätt hänt när en inte reflekterar över vad en upplever och inte tar ansvar för vad en känner. Offerkofta på!

När det kommer till kärlek verkar det vara väldigt svårt att fatta förnuftiga beslut. Det är inte så konstigt, trots allt. När vi blir kära har vi en tendens att sluta tänka kritiskt och förnuftet försvinner där önsketänkandet och de rosa ballongerna seglar in. Vi blir lycksaliga och orimliga. Det här är en kemisk reaktion i hjärnan, så det är inte bara något en säger. Du blir helt enkelt dum i huvudet av att vara kär. Detsamma gäller ilska. I fightingmatcher (MMA, boxning, et cetera) är det inte ovanligt att motståndarna försöker provocera varandra för att få ett strategiskt övertag. Jag vågar nog påstå att hälften av Muhammed Alis framgång kom från hans obevekliga självförtroende och hans sätt att provocera i ringen. Motståndarna blev antingen nervösa eller förbannade, eller både och, och började boxas sämre. Muhammed kunde utnyttja det och körde över dem med lätthet, vilket stärkte det oslagbara självförtroendet. Det tar inte bort från hans förmåga som boxare, snarare tillför det till den. Han använde motståndarens känslor för att sänka dem.

Kärlek och ilska – du blir dum i huvudet. Tror du att det är en tillfällighet att det sägs att "allt är tillåtet i kärlek och krig"? Det är för att du inte tänker klart och gör dumma, ogenomtänkta saker p.g.a. att din hjärna är i kemisk obalans. Personligen gillar jag inte det uttrycket då det förhärligar dumhet. Det förhärligar ett inkonsekvent tänk, där vi inte tar ansvar för vad vi gör, utan agerar helt och hållet på känsla.

Jag dejtade en gång en tjej som jag hade väldigt starka känslor för. När det tog slut var det ett jobbigt uppbrott för mig. Mycket för att det var hon som gjorde slut, så jag var inte mentalt förberedd på det. Det är ju trots allt därför det är jobbigt att bli dumpad.

För att hantera detta började jag lyssna på väldigt deppig musik och verkligen ge mig hän till det där dåliga måendet. När jag skulle till min dagliga rutin på morgonen gick jag alltid vägen förbi hennes hus, då det inte var en omväg. Jag lät nostalgin skölja över och laddade mig själv med den där jobbiga känslan. Ju intensivare den blev, desto lättare var det att lära känna den. När jag väl bekantat mig ordentligt med den (i vanliga fall *upplever* vi bara känslor, vi försöker inte *lära känna* dem) började jag bryta ned den. Inte förtränga eller kontrollera, men hantera. Först reflektion, sedan hantering.

När jag väl fått det ur systemet var allt bra igen, utan återfall eller svackor. Det var bearbetat. Det har inte alltid gått lika bra, men den erfarenheten har hjälpt mig otroligt mycket när det kommer till liknande upplevelser. Självklart är varje upplevelse unik, men det finns ändå ett mönster som går att skönja och uttyda.

Min största utmaning har dock varit i det senaste förhållandet. Där har jag fått rannsaka mig själv djupare och hårdare än någonsin tidigare. Samtidigt som vissa upplevelser varit fruktansvärda kommer det fortfarande ge mig så otroligt mycket. Fråga en nybliven mamma om det var skoj att kläcka barn och du kommer med största sannolikhet få ett väldigt bestämt "nej". Frågar du dem om deras lyckligaste stund kommer nog lika många säga att det var när de fick hålla i sitt nyfödda barn för första gången. Mammorna har då gått runt med vad som kan kännas som en parasit i sin kropp i runt 38 veckor. Den livnär sig på sin värdkropp, samt har har jävlats med hennes humör och mående. Mammorna *vet* vad som komma skall fram till och under födseln, men de där galna och jävligt stenhårda kvinnorna gör det ändå. De hanterar sin skit. Jag kan ju ärligt säga att min skit inte hade hanterats överhuvudtaget om jag hade varit gravid!

Vi kan inte undvika hemska och smärtsamma saker i livet. Det är oundvikligt och förr eller senare kommer vi testas. Vi får inte mer än vi kan hantera, det gäller bara att inte ge upp vid 70%. Ge hundra och lite till, pusha dig själv till din absoluta kapacitet och du ska se att du kan överkomma det. Det må vara mörkt och hopplöst, kännas som mental tortyr, men om vi är envisa som själva fan och vägrar ge upp kommer vi kunna hitta en utväg. För vi kan klara av det.

Var uppmärksam på dig själv, undvik den där extremt lockande offerkoftan och lär dig av eländet. Varför låta något fruktansvärt passera utan att du utvecklas av det? Du kanske har märkt att jag egentligen bara har lindat in "det ordnar sig" i lite andra ord. Jag avskyr den frasen, just för att den används så nonchalant. När jag säger att vi inte får mer än vi kan hantera är det i princip samma sak, men det handlar mer om en inställning. Om du intalar dig att "jag ska fanimej klara av det där!" och tar med dig den inställningen är halva striden vunnen. Sedan är det den strategiska och psykologiska biten. Självrannsakan och acceptans.

Det ordnar sig, men bara om du bestämmer dig för att det ska göra det och skrider till handling.

Jag hade en bekant som konstant sökte bekräftelse hos män. Hon kunde ringa mig och småprata ibland, men på slutet handlade alla hennes samtal om killar som hon träffat, respektive blivit dumpad av. Första gången var jag glad för hennes skull. När det tog slut beklagade jag separationen. Tydligen hade han redan flickvän, så det var inte svårt att ta parti då. Hon visste inte vad hon skulle göra, så jag gav henne de råd jag kunde ge:

"Han förtjänar dig inte och han är ingen förlust. Istället för att försöka hitta en ny kille kanske du ska ta och fokusera på dig själv. Lite quality me-time."

Inom en månad hörde hon av sig igen. Hon hade träffat en ny. Jag var skeptisk och frågade om han var en bra kille (ingen flickvän). Hon sade att han inte var som den förra. Det här var på riktigt. Efter två veckor hade han lämnat henne. Hon ringde och var full (precis som förra gången) och beklagade sig igen. Jag sade att jag inte vill vara hennes klagomur och att hon måste se mönstret i vad hon håller på med. Om hon är desperat efter att bli älskad kommer hon sända ut en desperation som sviniga killar väldigt lätt kan utnyttja.

Det går ytterligare några veckor och hon hör av sig igen. Ny kille. Jag frågar torrt hur länge hon tror att det kommer hålla. Kan de bräcka rekordet på två veckor? Hon skrattade bort det och sade att han inte var som de andra. Det har jag aldrig hört förr! Jag brydde mig inte så mycket om det, men avslutade med att hon skulle komma ihåg hur det gått tidigare. Ett tag efteråt ringde hon och det var slut mellan dem. Hon var full och fortsatte beklaga sig. Jag sa att hon fick fan skylla sig själv när hon upprepar samma misstag om och om igen. Jag var trött på att vara en klagomur och om hon bara vill klaga av sig finns det människor som jobbar med att lyssna. Jag var inte en av dem.

När folk upprepar samma misstag om och om igen är det dags att släppa dem. Om de inte sitter i en stol och berättar om allt, medan de betalar dig för att göra det – låt bli. Det låter kanske känslokallt och elakt, men om inte du tänker på dig själv, vem ska göra det då? Lyssna för all del, men om det blir på din egen bekostnad är det många gånger dags att tänka om. Varför ska du börja må dåligt och bli obalanserad, bara för att de behöver klaga av sig om något de kan göra någonting åt? Istället för att stanna till, ta ett djupt andetag och se över sin situation slänger de på skygglappar och trampar runt på samma ställe, med samma offerkofta som tidigare. Du kan vara en vän, men ingen kan förvänta sig att du ska bli lidande för deras skull. En vän skulle inte förvänta sig det.

Tänk på dig själv.

DEN SÄLLSYNTA EGENSKAPEN VID NAMN EMPATI

Jag kan uppfattas som ganska bitter och misantropisk; pessimistisk och människohatande. Det förstår jag. Som jag nämnde i början har mitt uppvaknande förändrat min syn på människor och deras beteenden. Att se folk välja att vara elaka och samvetslösa över skitsaker får mig att gå igång på alla cylindrar, om än bara för några sekunder. Ju starkare ljus, desto mörkare skugga. Jag vet vad människor kan uträtta och alla kärleksfulla, vackra handlingar vi är kapabla till. Att då se småsinthet, översitteri och allmänt blint hat gör mig irriterad. Fortfarande bara några sekunder åt gången. När jag uttrycker mig om människor kan jag vara väldigt brutal och det är jag fullt medveten om. Jag kan säga att den där personen som har slagit sin hund under några år gärna får förblöda långsamt i en brinnande bil som vridit fast sig runt ett träd i kollisionen. Ja, det är väldigt brutalt, men när jag väl uttrycker de här känslomässiga extremerna gör jag det för att jag blir extremt provocerad av människors oförmåga till empati. Deras likgiltighet inför andra. Detta gör i sin tur att jag blir likgiltig mot dem. Ett fel på grund av ett fel.

En annan sak som jag finner irriterande är den där självviska bekvämligheten så många bejakar. När Coronaviruset började växa sig ut i världen var det en tanke som slog mig:

Det största hotet med Coronaviruset kommer inte vara viruset självt. Det bästa vi kan göra är att ta hänsyn till andra. Just därför kommer smittan sprida sig som en löpeld – för ingen tar hänsyn.

Vissa tyckte att jag var pessimistisk och behövde mer tilltro till människan. Jag önskade att det var så på riktigt. Men icke – vi har gott om fullblodsidioter som helt ignorerade vad vetenskapsmän, forskare och vårdpersonal sa om att stanna inne. Ni vet, människor som har utbildat sig och studerat några år för att kunna ha kvalificerade åsikter om pandemin, samt finansierats med miljoner för att nå dessa resultat. Folk gick ut och utsatte sig själva, vilket är sak samma, men även *andra människor* för fara. De ville klippa håret, köpa rökt ål och ta en fika. Det spelade ingen som helst roll att de med mest kunskap om detta sa att det var fel. Det störde deras bekväma rutiner. Att vara så pass självupptagen stör mig lite extra. Det är sådan ignorant, arrogant dumhet som *andra* kan bli drabbade av. Det gör mig lite...mörk. Det finns ingen empati eller förståelse hos dem. Om folk vill vara arroganta och ignoranta på egen hand är det inga problem. Spräng bort fingrar med smällare, kör ihjäl er på fyllan, bryt nacken när ni stuntar från något hustak hur mycket ni vill. Det är när ni drar in andra i det som det blir motbjudande. Vill folk vara idioter är det helt okej, men när oskyldiga människor dras in i det och blir lidande på grund av deras arrogans är det så fel att det inte längre finns med på skalan. Så ja, jag kan framstå som ganska extrem och mörk emellanåt. Men med goda skäl. Jag bygger upp intensiv avsky när jag ser viss arrogans och avsaknad av empati. Ironiskt nog lyckas dylika beteenden döda min empati för dem.

Jag mår bra av att göra små saker för andra. Det kan vara jättesmå saker, men just för att de är jättesmå saker tror jag att många helt enkelt struntar i dem. Vad vet jag. När jag åker upp till min våning i hissen och ser att någon är i tvättstugan vid entrén brukar jag trycka ned hissen innan jag kliver ut. Då finns den där när de är klara. Andra gånger kan det vara en mamma med barnvagn som kommer medan jag väntar på hissen. Då ger jag dem hissen, medan jag stapplar upp för trapporna på ett trasigt ben. Det handlar inte om att få godhetspoäng, de skiter jag i – jag gör det för att *jag mår bra av det*. Det är små saker som kanske är självklara eller intetsägande för vissa, men för mig är det en liten fix av hjälpsamhet och vänlighet. Jag vill ju se mer sådant i världen, så jag tänker bidra med det själv då också.

En natt hade jag och en vän varit ute och festat, så när vi väl började bege oss hem runt fyra på morgonen såg jag en tjej som satt och såg väldigt full ut i en busshållplats. Jag ville se att hon inte råkade ut för något, särskilt då en full kille började ragla sig dit också. Han satte sig bredvid henne och frågade hur det var. Tydligen hade hon varit med om en massa tråkigheter den kvällen, så jag och den andra killen hängde kvar och tröstade henne. Han visade sig vara en riktigt omtänksam person!
Hon var dåligt klädd och frös, vilket är rimligt när klockan är halv fem en vintermorgon med runt minus tio grader.

Killen erbjöd henne sin jacka, vilken hon tog emot. Hon frös fortfarande, så hon fick min jacka också. Där väntade vi under småprat tills hennes buss gick runt halv sju. Innan vi skildes åt hade vi lyckats få henne att skratta. Bara det kändes hur fint som helst. Det pirrade i hela kroppen på vägen hem. Dels för att jag förmodligen frös mer än jag trodde, då jag stått i T-shirt hela tiden, men mest för att jag och den andra killen fullkomligt utklassade alla andra vad gäller empati och medmänsklighet den natten. När jag lade mig den morgonen befann jag mig fortfarande i ett lyckorus.

Det här kanske låter som något skryt (enligt jantelagen) om vilken jävla bra person jag är, men det handlar inte om det. Jag fick bara första parkett till att uppleva osjälviskt medlidande och det var underbart.

Empatin har en tendens att dra iväg lite för mig ibland. När det kommer till musik har texter och melodier ibland en förmåga att väcka så otroligt starka känslor i mig. Det är nog det vanligaste mediet som får mig att gråta.

Jag har hört ett par otroligt vackra låtar som lyckats sparka igång tårkanalerna. Bland annat Cirice av Ghost och The War av SYML. En av de lite mer annorlunda låtarna jag gråtit till är We Will Fucking Kill You av Anaal Nathrakh. För oinvigda är det extrem dödsmetall som är allt annat än mjuk och fin. Men texten, tillsammans med det ursinniga, kaotiska ultravåldet i musiken, har något så otroligt vackert i sig. Det är en samhällskritik som talar direkt till mig och det jag har pratat om i viss mån i denna bok. Det är nattsvart sarkasm som beskriver hur själlösheten ger sig uttryck idag. Skönheten kommer från hur tragisk verkligheten ser ut på många ställen, formulerat i ett gränslöst ursinne.

Mina känslor har alltid varit rätt transparenta och tydliga för mig själv. Under min depression och apatiska period var de avstängda eller hämmade, men annars har de alltid funnits nära till hands. Det är jag glad för. Känslor är inget skrämmande för mig. Att gråta känns därför helt naturligt, utan någon form av skam. Däremot är jag väldigt selektiv med när jag gör det. Vanligtvis måste jag bli berörd av något vackert. Sorgliga saker hanterar jag vanligtvis annorlunda. Djur har en helt annan effekt på mig.

I tonåren hjälpte jag min syster att dela ut tidningar. En natt såg jag en katt som lekte med sin mat – en liten skogsmus. Jag kastade några tidningar mot katten för att få den att springa därifrån. Den lämnade den lilla vettskrämda musen, så jag plockade upp den på en tidning och bar iväg den darrande lilla krabaten till ett skogsbryn. När jag släppte ned musen såg den sig nervöst omkring innan den insåg att den var trygg vid buskaget igen. Den studsade iväg en liten bit innan den vänder sig och tittar mot mig. Självklart såg jag det som att den tackade mig för att jag hade räddat livet på den. Jag började fulgråta av glädje. Fortfarande en av de finaste stunderna jag har haft än idag.

Senast jag blev emotionellt överkörd av ett djur var när jag såg ett foto på en blind kattflicka som sökte hem. Jag blev så otroligt tagen av bilden och ville, av hela mitt hjärta, ta hem henne till mig – allergikern, och ge henne all kärlek som någonsin existerat. När jag tänkte på att hon inte hade ett hem just då (och att det här var i USA) blev jag genuint orolig över att ingen skulle välja henne på grund av blindheten. Jag fick en klump i halsen och en intensiv, men kortvarig, ångest som sköljde över mig.

Det här är ju såklart ett fall av empatiskt overload och inget jag skulle rekommendera. Inte utan att åskåda och reflektera över det efteråt.

Slutord

Jag är egentligen en ganska mjuk människa. Mjuk och rosa och squishy och fluffig. Jag har mina hårda uttalanden och metaforer, men jag skulle mycket hellre se världen anamma ett snällare och finare beteende, än "sköt dig själv och skit i andra" som är alltför vanligt.

Jag har gått igenom lagom mycket för att kunna skaffa mig vettiga aha-upplevelser av allt, men trots allt grubblande behövs det ibland mer empiriska källor att gå på. Mina erfarenheter är viktiga för mig och med dem allena skulle inte den här boken vara värd något, särskilt inte i den form som den är skriven.

På min väg genom livet har jag läst mycket psykologi och retorik på egen hand. Det har tagit mig väldigt långt. Det enda jag faktiskt har studerat är väldigt grundläggande, men med all information jag har tagit till mig på egen hand tror jag ändå att jag kan uttala mig ganska säkert om allt detta. Flera gånger har experter upprepat det jag redan har sagt eller tyckt (men så mycket bättre!) så jag inspireras till att fortsätta mina tankar och utveckla mig själv därefter.
Sedan uppvaknandet tar jag in bilder, ljud och beteende på ett helt annat sätt, mycket mer tydligt. Självklart kan jag ha fel och tolka det lite snett, men informationen är

fortfarande densamma. Jag måste bara se till att min bearbetning av all information blir lika skarp som alla signaler jag snappar upp. Jag har alltid haft ett behov av att utforska mig själv och lära mig mer om hur jag fungerar. Jag har absolut inget facit på hur tankarna beter sig i huvudet. Därför känner jag att det bör ligga i mitt intresse att lära känna mig själv så bra som möjligt. Varför känner jag som jag känner? Varför reagerar jag som jag gör på vissa saker? Allt har ett svar, om än så luddigt. Jag vill ha de svaren.

När ni läst den här boken är det inte för att ni vill ha proffshjälp på 100%-ig nivå. Det är förhoppningsvis för att få några idéer på hur ni kan gå vidare med vissa delar i era liv, eller hitta inspiration till att fortsätta på er egen väg.
Den här boken är egentligen bara jag som äntligen fått häva ur mig en liten bit av mina tankar och reflektioner. Varje kapitel, varje stycke kan diskuteras till oändlighet och jag skulle älska det. Att få snöa in i det hittills okända och lära sig mer om det. Hur andra tänker och resonerar kring allt detta.

Jag vill att människor ska må bra och kunna hantera sina liv. Jag slipper deras skit, de slipper deras skit och ingen behöver lägga sin skit på någon annan – win-win-win situation! Om vi kan börja nysta ut våra små hemligheter vi vanligtvis glömmer bort tror jag att det kan göra oss mycket gott, både för oss själva och andra. Sträva inte efter politiska sanningar, inte heller efter andliga eller konspiratoriska sanningar. Försök hitta en objektiv

83

sanning, men var ödmjuk inför dina begränsningar och misstag på vägen. Bygg inte din information på förhoppningar och hur du vill att det ska vara. Låt önskningarna vara milstolpar som du eventuellt kommer nå fram till. Medan du sakta förvandlar dig själv till en mästare i din egen hjärna, var trevlig mot andra. Världen blir lite gladare och mer harmonisk då.

Hanterar vi vår skit finns det bara bra saker som väntar.

Tack för mig och tack för att ni har läst.

Mina främsta inspirationer

Böcker

Don Miguel Ruiz   Fyra grundstenar till ett bättre liv

Elaine Eksvärd   Snacka Snyggt
                                              Härskarteknik

Föreläsningar

Brené Brown   The Power of Vulnerability

TED   Finding our way to true belonging
                        Why we should say no to positivity

85